Kohlhammer

Pflege kompakt

Der Autor:
Günther Pauli ist Dipl.-Physiker, Lehrer an der Krankenpflegeschule der Klinik am Eichert, Göppingen und privater Nachhilfelehrer für Physik, Mathematik und Chemie.

Günther Pauli

Physik und medizinisches Rechnen für Pflegeberufe

Verlag W. Kohlhammer

Die Deutsche Bibliothek – CIP-Einheitsaufnahme

Pauli, Günther
Physik und medizinisches Rechnen für Pflegeberufe / Günther Pauli. – 1. Aufl. – Stuttgart ; Berlin ; Köln : Kohlhammer, 2000
(Kohlhammer Pflege : Kompakt)
ISBN 3-17-016676-X

1. Auflage 2000

Stuttgart Berlin Köln
Verlagsort: Stuttgart
Umschlag: Data Images GmbH
Gesamtherstellung: W. Kohlhammer
Druckerei GmbH + Co. Stuttgart
Printed in Germany

Inhalt

1 Medizinisches Rechnen

1.1 Physikalische und medizinische Größen

Umrechnen physikalischer Größen

physikalische Größe:	Maßzahl	Einheit
z. B. Masse:	5	kg
z. B. Kraft:	63	N (Newton)

- Soll eine größere Einheit in eine kleinere Einheit umgerechnet werden, wird die Maßzahl mit der Umrechnungszahl *multipliziert.*

Beispiel

2,5 h = (2,5 · *60*) min = 150 min.
(Maßzahl 2,5; Umrechnungszahl 60)

- Soll eine kleinere Einheit in eine größere Einheit umgerechnet werden, wird die Maßzahl durch die Umrechnungszahl *dividiert.*

Beispiel

300 m = (300 : *1000*) km = 0,3 km.
(Maßzahl 300; Umrechnungszahl 1000)

Darstellung von Zahlen

Zehnerpotenzen:

$10 = 10^1$	$0{,}1 = 1/10 = 10^{-1}$
$100 = 10^2$	$0{,}01 = 1/100 = 10^{-2}$
$1000 = 10^3$	$0{,}001 = 1/1000 = 10^{-3}$
$10000 = 10^4$	$0{,}0001 = 1/10000 = 10^{-4}$

Rechnen mit Zehnerpotenzen

$265 \cdot 10^5 = 26500000$	$\Rightarrow$	5 Nullen anhängen
$1{,}23456 \cdot 10^5 = 123456$	$\Rightarrow$	Komma um 5 Stellen nach rechts rücken
$3450000 : 10^4 = 345$	$\Rightarrow$	4 Nullen wegstreichen
$98876 : 10^4 = 9{,}8876$	$\Rightarrow$	Komma um vier Stellen nach links rücken
$34000 \cdot 10^{-3} = 34$	$\Rightarrow$	3 Nullen wegstreichen
$23{,}45 \cdot 10^{-3} = 0{,}02345$	$\Rightarrow$	Komma um 3 Stellen nach links rücken

Darstellen mit Zehnerpotenzen

$285000 = 2{,}85 \cdot 10^5$

$0{,}000456 = 4{,}56 \cdot 10^{-4}$

1.2 Verhältnis von zwei Größen zueinander

Direkt proportional

Die eine Größe wächst mit dem gleichen Faktor wie die andere.

Beispiel

Ein Stück Käse von 120 g kostet 1,32 DM. Wieviel kostet ein Stück von 140 g?

Dreisatz:	x-Ansatz:
120 g → 1,32 DM	120 g → 1,32 DM
1 g → 1,32 DM/120	140 g → x DM
140 g → 1,32 DM · 140/120	x/140 = 1,32/120
= 1,54 DM	x = 1,32 · 140/120 = 1,54 (DM)

Indirekt proportional

Je größer die eine Größe ist, desto kleiner wird die andere Größe.

Beispiel

8 Arbeiter brauchen 9 Tage für eine bestimmte Arbeit. Wie lange brauchen 6 Arbeiter für die gleiche Arbeit?

Dreisatz:	x-Ansatz:
8 Arbeiter → 9 Tage	8 Arbeiter → 9 Tage
1 Arbeiter → $9 \cdot 8$ Tage	6 Arbeiter → x Tage
6 Arbeiter → $9 \cdot 8/6$ Tage	$x \cdot 6 = 9 \cdot 8$
= 12 Tage	$x = 9 \cdot 8/6$ (Tage) = 12 (Tage)

1.3 Prozentrechnung

Man unterscheidet *drei Begriffe:*

Prozentsatz		*Grundwert*		*Prozentwert*
5%	von	300 DM	=	15 DM
p%	von	G	=	P

Definition

Prozentformel

$$(p/100) \cdot G = P$$

Beispiel

- Prozentwert: Wieviel sind 7% von 250 kg?
  $P = (7/100) \cdot 250\ \text{kg} = 17{,}5\ \text{kg}$;
- Prozentsatz: Wieviel sind 30 g von 240 g?
  $(p/100) \cdot 240\ \text{g} = 30\ \text{g} \mid \cdot 100 : 240\ \text{g} \Rightarrow p = (30\ \text{g} \cdot 100)/240\ \text{g} = 12{,}5\ (\%)$;
- Grundwert: eine Bank gibt 2,5% Zins. Man erhält dabei 75 DM; wie groß war die Geldanlage?
  $(2{,}5/100) \cdot G = 75\ \text{DM} \mid : 2{,}5 \cdot 100 \Rightarrow G = (75\ \text{DM} \cdot 100)/2{,}5 = 3000\ \text{DM}$.

1.4 Berechnungen von Infusionslösungen

Konzentration isotonischer Lösungen verschiedener Stoffe

Beispiel

Die Stoffkonzentration in isotonischen Lösungen beträgt ca. 300 mmol/l. Wie groß ist die Konzentration einer isotonischen Glucoselösung und einer isotonischen Kochsalzlösung?

- Isotonische Glucoselösung:
  1 mol Glucose entsprechen 180 g Glucose $\Rightarrow$ 1 mmol entsprechen 180 g/1000 = 0,18 g.
  300 mmol entsprechen dann $300 \cdot 0{,}18$ g = 54 g.
  In einem Liter Wasser einer isotonischen Glucoselösung sind also 54 g Glucose enthalten.
  Da 1 Liter Wasser 1000 g entspricht, ergibt sich ein prozentualer Gehalt (Massenanteile) von
  $p = (54\ \text{g}/1000\ \text{g}) \cdot 100\% = 5{,}4\% \approx 5\%$ (Prozentsatz).
- Isotonische Kochsalzlösung:
  Einer Kochsalzlösung mit 1 mol Teilchen in der Lösung entsprechen 29,3 g Kochsalz $\Rightarrow$ 1 mmol Teilchen in der Lösung entsprechen 29,3 g/1000 = 0,0293 g.
  300 mmol entsprechen dann $300 \cdot 0{,}0293$ g = 8,79 g.
  In einem Liter Wasser einer isotonischen Kochsalzlösung sind also 8,79 g Kochsalz enthalten.
  Daraus ergibt sich ein prozentualer Gehalt (Massenanteile) von
  $p = (8{,}79\ \text{g}/1000\ \text{g}) \cdot 100\% = 0{,}879\% \approx 0{,}9\%$ (Prozentsatz).

Infusionsmenge, Infusionsdauer und Tropfenzahl pro Minute

Beispiel

Einem Patienten mit einer Körpermasse von 70 kg soll zur Deckung des täglichen Energiebedarfs eine 10%ige Glucoselösung (Massenanteile) durch Infusion verabreicht werden. Die Infusionsgeschwindigkeit betrage 2,5 ml/(kg·h), der Brennwert der Glucose beträgt 392 kcal pro 100 g. Als Tagesbedarf an Energie werden 1500 kcal angenommen. Wie groß sind die Infusionsmenge, die Infusionsdauer und die Tropfenzahl pro Minute?

- Infusionsmenge:
  Tagesbedarf an Glucose in g: (1500 kcal/392 kcal) · 100 g = 382,65 g.
  Bei einer Konzentration von 10% ergibt dies eine Gesamtmenge an Glucoselösung von G = (382,65 g · 100)/10 = 3826,5 g (Grundwert) oder von 3826,5 ml.
- Infusionsdauer:
  Die Infusionsgeschwindigkeit bezogen auf das Körpergewicht beträgt 70 kg · 2,5 ml/(kg · h) = 175 ml/h.
  Die Infusionsdauer beträgt folglich 3826,5 ml/(175 ml/h) = 21,87 h ≈ 22 h.
- Tropfenzahl pro Minute:
  1 ml einer wässrigen Infusionslösung entspricht 20 Tropfen. Die Tropfenzahl pro Minute errechnet sich deshalb folgendermaßen: (175 ml · 20)/(1 ml · 60) = 58,3 Tr ≈ 58 Tr.

Exkurs in die Chemie

1 mol ist eine ganz bestimmte Stoffmenge eines Stoffes, also eine festgelegte Anzahl an Teilchen dieses Stoffes (Atome, Moleküle oder Ionen; $6{,}023 \cdot 10^{23}$ Teilchen). Dieser Stoffmenge entspricht bei einem gegebenen Stoff eine ganz bestimmte *Masse,* die sich aus der *relativen Atom-* bzw. *Molekülmasse* (siehe z. B. Periodensystem der Elemente) ergibt.
Bei der Umrechnung von mmol/l in mg/dl beträgt der Umrechnungsfaktor *für Glucose* ca. 18,2, bei der Umrechnung von mg/dl in mmol/l beträgt er ca. 0,055. Glucose gehört innerhalb der Stoffgruppe der Kohlenhydrate zu den Monosachariden (Einfachzucker) und hat die chemische Summenformel $C_6H_{12}O_6$. Daraus ergibt sich eine relative Molekülmasse von 6 · 12+12 · 1+6 · 16 = 180.
1 mol Glucose besitzt daher eine Masse von 180 g (☞ Abb. 1).
Kochsalz ist eine Verbindung aus dem Metall *Natrium* und dem Nichtmetall *Chlor* und hat die Summenformel NaCl. 1 mol Kochsalz hat eine Masse von (1 · 23+1 · 35,5)g = 58,5 g. Da sich Kochsalz aber in der wässrigen Lösung in die freien Ionen Na^+ und Cl^- aufspaltet (☞ Abb. 2) und damit die Stoffmenge bei einer Lösung von 1 mol Kochsalz in der Lösung dann 2 mol beträgt, muss für die obige Berechnung die Hälfte, also gerundet 29,3 g genommen werden.

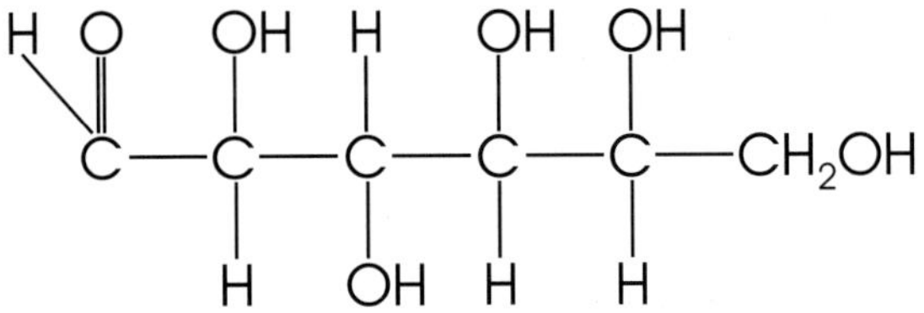

Abb. 1: Strukturformel von Glucose

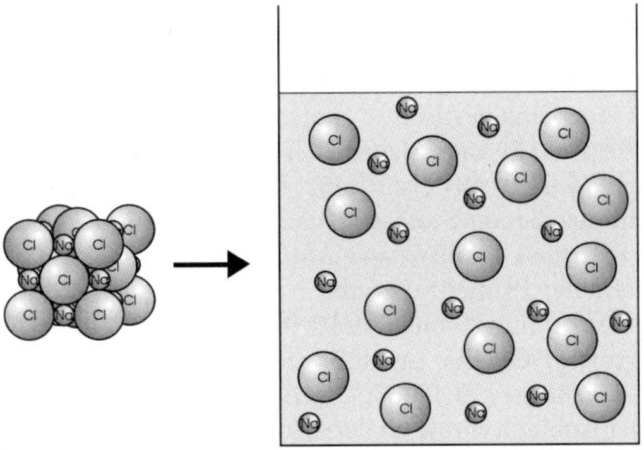

Abb. 2: Beispiel Kochsalz: 14 Ionenpaare eines Kristalls ergeben in der Lösung 28 Teilchen

2 Mechanik

2.1 Grundbegriffe

2.1.1 Länge, Fläche, Volumen, Zeit

Länge

Symbol: l oder s Einheit: km, m, dm, cm, mm
Umrechnungszahl: 10, bei m ↔ km: 1000

Beispiel
Ein Masernvirus hat die Länge von 120–150 Nanometern (nm). Wie viele Mikrometer (µm) und wie viele Meter (m) sind das?
Lösung:
$1\ \text{nm} = 10^{-3}\ \mu\text{m} = 1/1000\ \mu\text{m} \Rightarrow 120\ \text{nm} = 120/1000\ \mu\text{m} = 0{,}120\ \mu\text{m}$;
$1\ \mu\text{m} = 10^{-6}\ \text{m} = 1/10^{6}\ \text{m} \Rightarrow 0{,}120\ \mu\text{m} = 0{,}120 \cdot 10^{-6}\ \text{m} = 1{,}2 \cdot 10^{-7}\ \text{m}$;

Fläche

Symbol: A Einheit: km^2, ha, a, m^2, dm^2, cm^2, mm^2
Umrechnungszahl: 100
Formeln: Rechteck $A = l \cdot b$, Kreis $A = r^2 \cdot \pi$

Beispiel
Die Oberfläche einer Kugel beträgt 268 dm^2.
Wie viele m^2 sind das?
Lösung:
$268\ \text{dm}^2 = 268 \cdot 10^{-2}\ \text{m}^2 = 268/100\ \text{m}^2 = 2{,}68\ \text{m}^2$

Volumen

Symbol: V Einheit: m^3, dm^3, cm^3, mm^3
Umrechnungszahl: 1000
Formeln: Quader $V = l \cdot b \cdot h$, Zylinder $V = r^2 \cdot \pi \cdot h$,
Kugel $V = (4/3) \cdot \pi \cdot r^3$

Zeit

Symbol: t — Einheit: h, min, sec (s)
Umrechnungszahl: 60

2.1.2 Masse, Dichte

Masse

Symbol: m — Einheit: t, kg, g, mg
Umrechnungszahl: 1000

Dichte

Symbol: ρ — Formel: $\rho = m/V$ (Masse/Volumen) — Einheit: kg/dm^3 oder g/cm^3

Merke
Wasser hat eine Dichte von 1 kg/dm^3. Daher hat 1 dm^3 (1 l) Wasser die Masse 1 kg und 1 cm^3 (1 ml) Wasser die Masse 1 g.

Beispiel
Holz hat eine Dichte von 0,8 kg/dm^3. Welche Masse hat ein Brett mit den Abmessungen 5 m, 30 cm, 24 mm?
Lösung:
Umrechnung der Maße in dm: 50 dm, 3 dm, 0,24 dm
Berechnung des Volumens: $V = 50 \cdot 3 \cdot 0{,}24\ dm^3 = 36\ dm^3$
Berechnung der Masse: $\rho = m/V$ oder
$m = \rho \cdot V = 0{,}8\ kg/dm^3 \cdot 36\ dm^3 = 28{,}8\ kg$

2.1.3 Geschwindigkeit, Beschleunigung

Bewegung mit konstanter Geschwindigkeit

Symbol: v — Formel: $v = s/t$ (zurückgelegter Weg /benötigte Zeit) — Einheit: m/s, cm/s, mm/s, km/h

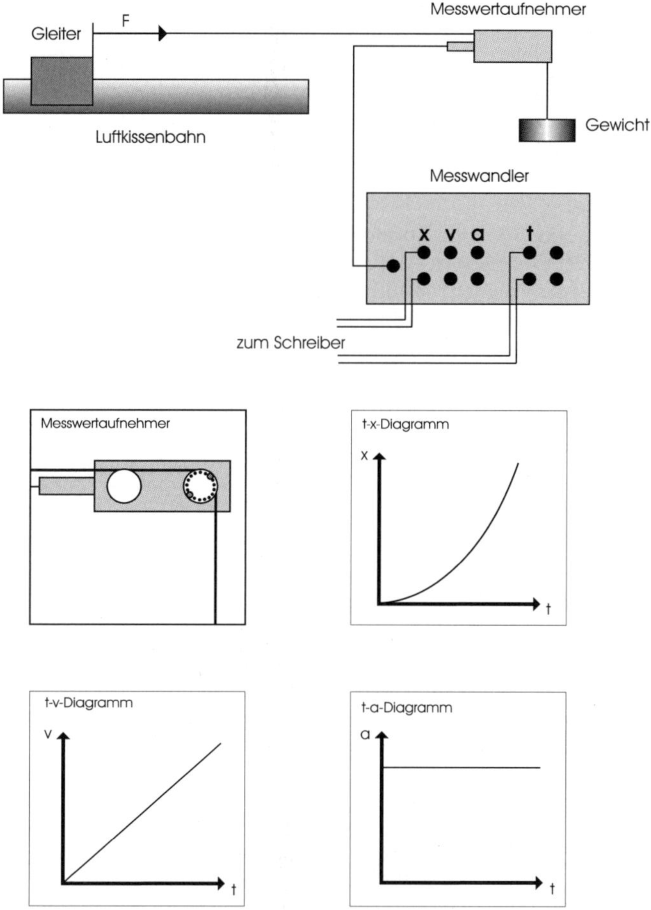

Abb. 3: Darstellung von Bewegungsabläufen im Schullabor: Weg, Geschwindigkeit und Beschleunigung

Bewegung mit konstanter Beschleunigung (☞ Abb. 3)

Symbol: a	Formel: $a = v/t$ (erzielte Geschw. /benötigte Zeit)	Einheit: m/s^2

Beschleunigen/Abbremsen von Fahrzeugen
freier Fall, Erdbeschleunigung:
$g = 9{,}81\ m/s^2 = 9{,}81\ N/kg$.

Beispiel

Blut strömt durch die Aorta mit einer Geschwindigkeit von ca. 20 cm/s. Der Durchmesser der Aorta beträgt ca. 2,5 cm.

- Welchen Weg legt das Blut in einer Minute zurück?
- Wieviel Liter Blut strömen in einer Minute durch die Aorta (sog. Herzminutenvolumen)?

Lösung:

- Umrechnen der Zeit: $t = 1\ min = 60\ s$
  Berechnen des Wegs: $v = s/t$ oder $s = v \cdot t = 60\ s \cdot 20\ cm/s = 1200\ cm$
- Volumen in der Aorta: $V = r^2 \cdot \pi \cdot h = (1{,}25\ cm)^2 \cdot \pi \cdot 1200\ cm = 5890\ cm^2 \approx 6\ l$

2.1.4 Kraft

Symbol: F Einheit: N (Newton), $1\ N = 1\ kg \cdot m/s^2$
Das Wirken von Kräften lässt sich am Beschleunigen (freier Fall), Bremsen (Auffangen), Verformen (Schwamm, Stahlfeder) und Ablenken (Kreisbahn, Holzkugel an Schnur) erkennen.

Merke

Trägheitsatz: Jeder Körper verharrt im Zustand der Ruhe oder der gleichförmigen Bewegung, solange keine Kraft auf ihn wirkt.

Merke

Grundgesetz der Mechanik:
Wirkt eine Kraft auf einen Körper, so ist die Kraft der bewirkten Beschleunigung direkt proportional:
$F = m \cdot a$

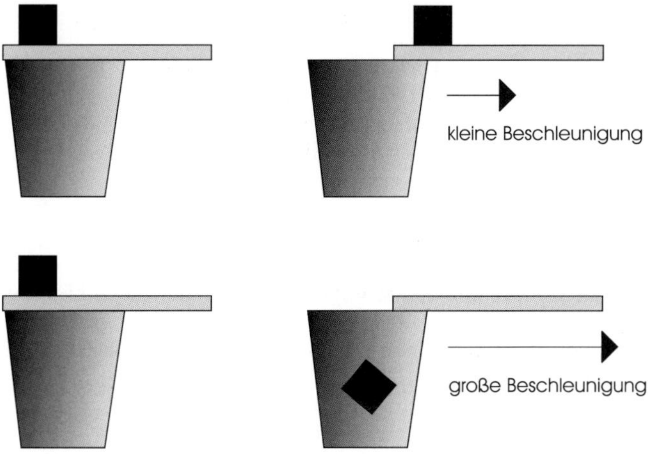

Abb. 4: Trägheit (Holzklotz auf Brett): Ist die Beschleunigung zu groß, kann der Holzklotz die Bewegung nicht mitmachen

Beispiel

Gewichtskraft $Fg = m \cdot g$;
Die Kraft ist ein so genannter *Vektor*. Sie ist nicht nur durch den Betrag (Maßzahl+Einheit), sondern auch durch *Angriffspunkt* und *Richtung* bestimmt.

Beispiel

Ein Krankenbett mit der Masse 180 kg wird mit der Geschwindigkeit 1,5 m/s geschoben. Am Ziel wird es zum Stehen gebracht. Der Abbremsvorgang dauert 2 s. Welche Kraft ist nötig?
Lösung:

Beschleunigung: $a = v/t = \dfrac{1{,}5\ \text{m/s}}{2\ \text{s}} = 0{,}75\ \text{m/s}^2$

Kraft: $F = m \cdot a = 180\ \text{kg} \cdot 0{,}75\ \text{m/s}^2 = 135\ \text{N}$

2.1.5 Arbeit

Symbol: W	Formel: $W = F \cdot s$	Einheit: J (Joule)
	(Kraft · Weg)	$1\ J = 1\ Nm = 1\ Ws$
	Bed.: Kraft $\parallel$ *Weg!*	$1\ KWh = 3{,}6 \cdot 10^6\ J$

Es gibt verschiedene Arten der Arbeit, nämlich Hub-, Beschleunigungs-, Reibungs- und Verformungsarbeit.

Beispiel

Ein Mann befördert einen Koffer von 30 kg. Zuerst schiebt er ihn auf einem Kofferkuli 200 m weit mit einer Kraft von 60 N. Dann trägt er ihn in den 5 m höher gelegenen 2. Stock. Wie groß ist die verrichtete Arbeit und um welche Arten von Arbeit handelt es sich?

Lösung:

$W_h = F_R \cdot s = 60\ N \cdot 200\ m = 12000\ Nm = 12000\ J$

Es handelt sich um Reibungsarbeit.

$W_h = Fg \cdot h = m \cdot g \cdot h = 30\ kg \cdot 9{,}81\ N/kg \cdot 5\ m = 1470\ Nm = 1470\ J$

Es handelt sich um Hubarbeit.

2.1.6 Energie

Energie ist die Voraussetzung, um Arbeit zu verrichten. Verrichtete Arbeit wird in Energie umgewandelt.

Merke

Energieerhaltungssatz: Energie kann weder geschaffen noch vernichtet werden. Es finden nur Energieumwandlungen (durch Arbeit) statt.

Tab. 1: Verschiedene Formen von Arbeit und Energie

Form der Arbeit	Energieart	Formel
Hubarbeit	Lageenergie	$W_h = m \cdot g \cdot h$
Beschleunigungsarbeit	Bewegungsenergie	$W_a = 1/2 \cdot m \cdot v^2$
Reibungsarbeit	Wärmeenergie	$W_R = F_R \cdot s$
Verformungsarbeit	Spannenergie	$W_s = 1/2 \cdot D \cdot s^2$ (D: Federkonstante)

Abb. 5: Arbeit und Leistung

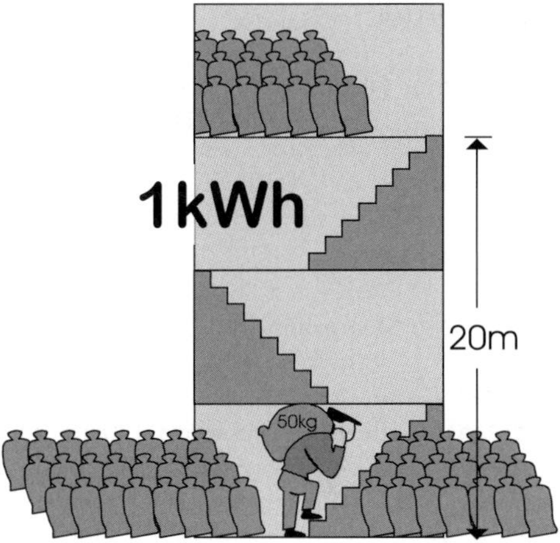

2.1.7 Leistung

Symbol: P	Formel: P = W/t (geleistete Arbeit /benötigte Zeit)	Einheit: W (Watt) 1 W = 1 J/s alt: 1 PS = 735 W

Beispiel

Ein Aufzug schafft 100 kg in 5 s 20 m hoch. Berechnen Sie jeweils die Leistung des Aufzugmotors in Watt und PS!

Lösung:

Arbeit: $W_h = m \cdot g \cdot h = 100$ kg · 9,81 N/kg · 20 m = 19600 J (19,6 kJ) ⇒ Leistung: $P = W_h/t$ = 19600 J/5 s = 3920 W (3,92 KW)
in PS: 3920 W = (3920/735) PS = 5,33 PS

Um eine Arbeit von einer Kilowattstunde (kWh) zu verrichten, müsste jemand zum Beispiel 367 Säcke zu je 50 kg 20 m hoch tragen. Schafft er das in einer Stunde, so erbringt er eine durchschnittliche Leistung von einem Kilowatt (kW). Selbst ein Spitzensportler wäre damit überfordert (☞ Abb. 5) .

2.1.8 Druck

Symbol: p

Formel: $p = F/A$ (Kraft/Auflagefläche)

Einheit: Pa (Pascal)
$1\ \text{Pa} = 1\ \text{N/m}^2$
$1\ \text{bar} = 10^5\ \text{Pa}$ (Kfz)
1 mbar = 100 Pa = 1 hPa (Wetter)
1 mmHg = 133 Pa; (Medizin)

Luftdruck in Meereshöhe: 1013 mbar = 1013 hPa.

Beispiel
Rechnen Sie die Blutdruckwerte 120 mmHg und 80 mmHg in kPa um.
Lösung:
$120\ \text{mmHg} = 120 \cdot 133\ \text{Pa} = (120 \cdot 133/1000)\ \text{kPa}$
$= 16\ \text{kPa}\ (0{,}16\ \text{bar})$
$80\ \text{mmHg} = 80 \cdot 133\ \text{Pa} = (80 \cdot 133/1000)\ \text{kPa}$
$= 10{,}6\ \text{kPa}\ (0{,}11\ \text{bar})$

2.2 Anwendungen

2.2.1 Kraftwandelnde Geräte

Kraftwandelnde Geräte verringern die bei einer Tätigkeit aufzuwendende Kraft. Für alle kraftwandelnden Geräte gilt die sog. *Goldene Regel der Mechanik*:

Merke
Was man an Kraft spart, muss man an Weg zugeben.
Oder:
Das Produkt aus Kraft und Weg (Arbeit) ist konstant (Erhaltung der Arbeit).

Der Flaschenzug

Der Flaschenzug besteht aus einer bestimmten Anzahl von festen und losen Rollen, über die ein Seil so geführt wird, dass sich die

Abb. 6:
Flaschenzug mit vier Rollen

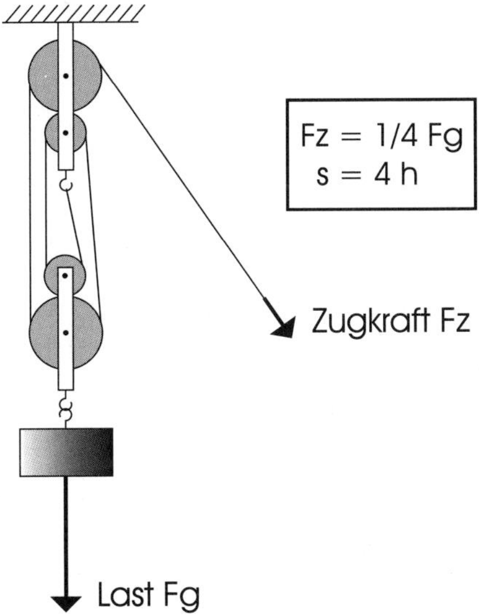

Gewichtskraft der Last auf eine Anzahl von Seilabschnitten verteilt (☞ Abb. 6).

Goldene Regel, angewandt auf den Flaschenzug:

$$F_g \cdot h = F_z \cdot s$$

F_g: Gewichtskraft der Last
h: Hubhöhe
F_z: Zugkraft am Seilende
s: Weg des Seils beim Ziehen

Beispiel
4 Rollen
Das Gewicht Fg verteilt sich auf vier Seilabschnitte, daher gilt: $F_z = 1/4 \cdot F_g$.

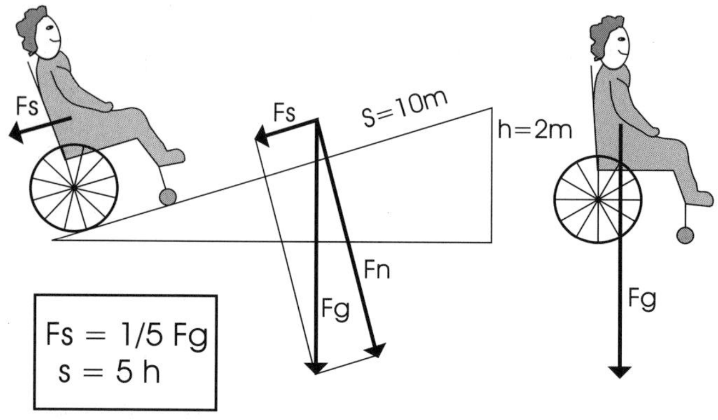

Abb. 7: Schiefe Ebene

So ergibt sich: $F_g \cdot h = 1/4 \cdot F_g \cdot s$ oder $4\,h = s$, d. h. der Weg des Seilendes verlängert sich auf das Vierfache der Hubhöhe.

Die schiefe Ebene

Beispiel

Ein Körper der Masse m = 75 kg kann entweder direkt auf die Höhe h = 2 m gehoben werden oder auf einer 10 m langen Rampe (s = 10 m) hochgeschoben werden (☞ Abb. 7). Welche Kraft muss man beim Schieben aufbringen (ohne Reibung)?

Lösung:

Gewichtskraft des Körpers: $F_g = m \cdot g = 75\ \text{kg} \cdot 9{,}81\ \text{N/kg} = 736\ \text{N}$

Nach der „Goldenen Regel" gilt:

$$F_g \cdot h = F_s \cdot s$$

oder: $F_s = F_g \cdot h/s = 736\ \text{N} \cdot 2\ \text{m}/10\ \text{m} = 147\ \text{N}$

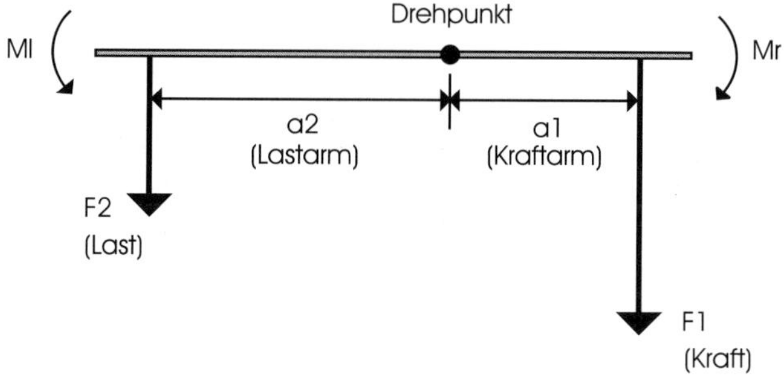

Abb. 8: Zweiarmiger Hebel

Der Hebel

Ein Hebel besteht aus einem Stab, der durch einen fixen Drehpunkt in Kraftarm und Lastarm aufgeteilt wird.
Am Lastarm wirkt das *Gewicht einer Last,* am Kraftarm greift eine *ausgleichende Kraft* an (☞ Abb. 8)

Im Falle des Gleichgewichts gilt:

Kraft · Kraftarm = Last · Lastarm
oder:
$$F_1 \cdot a_1 = F_2 \cdot a_2$$

Drehmoment M: M = F · a (Kraft · Hebelarm)
Im Falle des Gleichgewichts gilt: $M_r = M_l$ (rechtsdrehendes Moment = linksdrehendes Moment).

Beispiel
Hebel sind z. B.:
- Wippe,
- Balkenwaage,
- Schere (☞ Abb. 9).

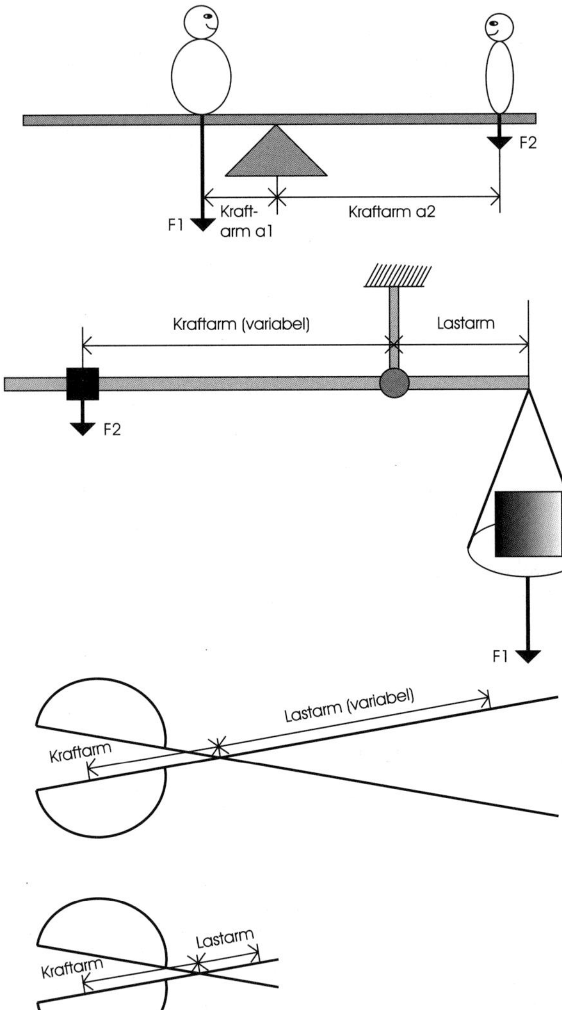

Abb. 9: Beispiele für Hebel: Wippe, Waage und Schere

Abb. 10: Hebelwirkung beim Arm

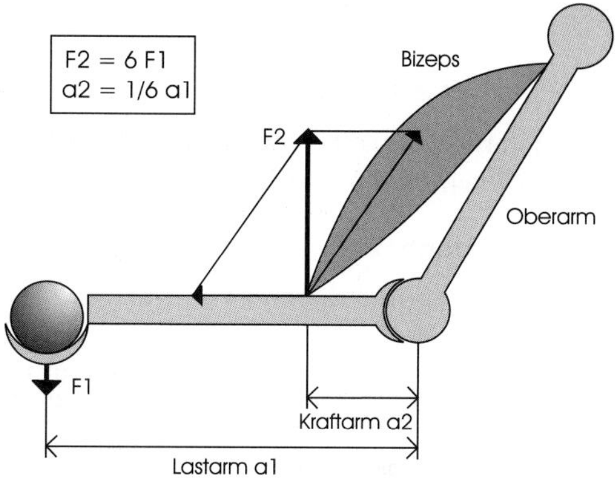

Abb. 11: Bei falschem Heben treten im Lendenbereich wegen der Hebelwirkung große Kräfte auf

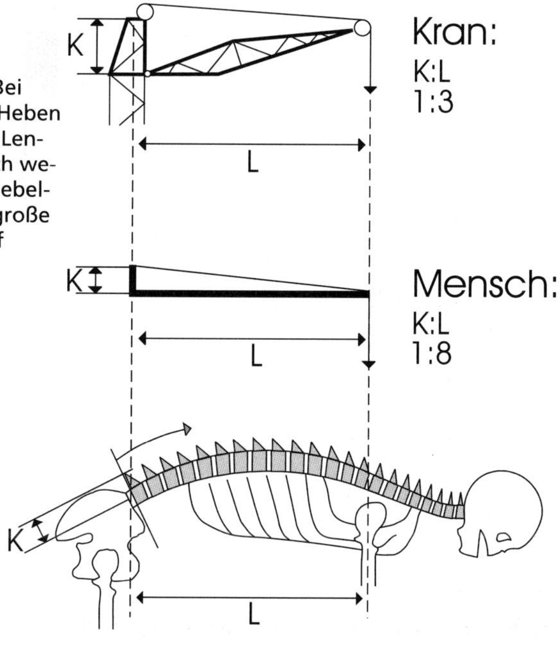

Beispiel

Hebel in der Anatomie

- Unterarm-Oberarm (Bizeps) (☞ Abb. 10)
- rumpfbeugender Mensch (richtiges Heben) (☞ Abb. 11)

Der Patientenheber

Um einen Patienten von 70 kg anzuheben, ist eine Kraft von ca. 700 N erforderlich. Durch die hydraulische Kraftwandlung – es kann auch eine Kraftwandlung über eine Hubspindel sein – muss am Pumpenhebel nur ein Bruchteil dieser Kraft eingesetzt werden. Allerdings ist auch der Pumpweg um ein Vielfaches länger als der Hubweg, d. h. man muss den Hebel sehr oft betätigen, um den Patienten auf eine bestimmte Höhe anzuheben. Das *Produkt*

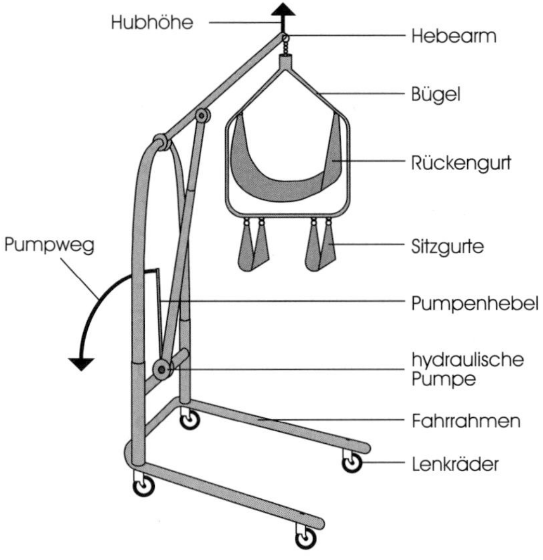

Abb. 12: Die verrichtete Arbeit ist auf beiden Seiten des Patientenhebers die gleiche (ohne Reibung!)

aus Kraft und Weg (verrichtete Arbeit) ist auf beiden Seiten des Patientenhebers gleich.

2.2.2 Druck in Gasen

Merke

Ein Gas versucht stets, das verfügbare Volumen auszufüllen und im gesamten Volumen den gleichen Druck zu bilden. Dies geschieht so, dass bei einer bestimmten Gasmenge mit einer bestimmten Temperatur das Produkt aus Gasvolumen V und Gasdruck p konstant ist (Gasgesetz).

$$p \cdot V = \text{konstant}$$

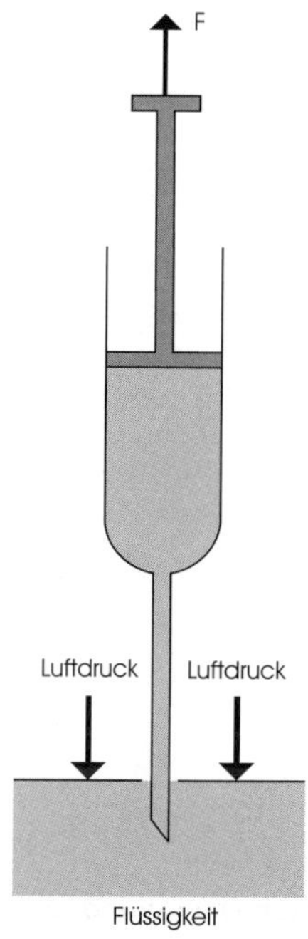

Abb. 13: Der Luftdruck presst die Flüssigkeit in das freiwerdende Volumen

Beispiel

Aufziehen von Injektionen

Das Herausziehen des Kolbens bewirkt sowohl eine Volumenvergrößerung als auch eine Abnahme des Drucks im Zylinder. Infolge des Druckunterschieds strömt Flüssigkeit mit in den Zylinder (☞ Abb. 13).

Atmung

Vergrößerung des Brust- oder Lungenvolumens

a) durch das Zwerchfell (Bauchatmung)

b) durch Heben der Rippen mittels Rippenmuskulatur (Brustatmung)

⇒ Unterdruck im Brustraum

⇒ Einströmen der Luft.

Verkleinerung des Brustvolumens

⇒ Überdruck im Brustraum

⇒ Ausströmen der Luft

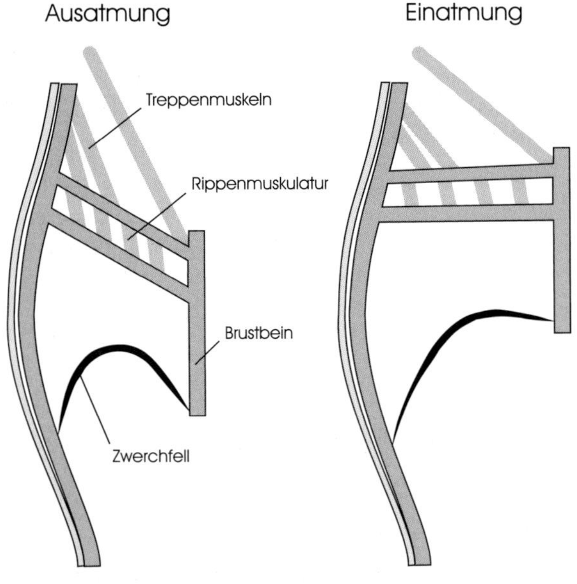

Abb. 14: Veränderung des Brustvolumens zur Atmung

Beispiel

Gasmenge in einer Sauerstoffflasche

Eine Sauerstoffflasche besitzt ein Volumen von 20 l. Das O_2-Gas steht im frisch aufgefüllten Zustand unter einem Druck von 150 bar. Ein Patient mit Atembeschwerden benötigt 2,5 l O_2-Gas pro Minute bei Normaldruck (1 bar). Wie lange reicht der Sauerstoffvorrat?

Lösung:

Gasgesetz: $p \cdot V = \text{konstant}$ oder $p_1 \cdot V_1 = p_2 \cdot V_2$

$\Rightarrow V_2 = p_1 \cdot V_1/p_2 = 150 \text{ bar} \cdot 20 \text{ l}/1 \text{ bar} = 3000 \text{ l}$.

D. h. das O_2-Gas in der Flasche nimmt bei Normaldruck ein Volumen von 3000 l ein. Der Vorrat reicht dann für eine Zeitdauer t, wobei

$t = 3000 \text{ l} \cdot 1 \text{ min}/2{,}5 \text{ l} = 1200 \text{ min} = 20 \text{ h}$ ist.

2.2.3 Druck in Flüssigkeiten

Wie in Gasen breitet sich auch der Druck in Flüssigkeiten in alle Richtungen gleichmäßig aus. Flüssigkeiten sind aber *fast nicht komprimierbar,* d. h. sie ändern ihr Volumen bei Druckänderung nicht merkbar.

Beispiel

Harmonisierung des Blutflusses

Pro Herzschlag werden 70–100 ml Blut im Herzen bewegt.

Unelastische Gefäße sind die Ursache für „harte" Stöße durch ruckartigen Blutfluss.

Elastische Gefäße bewirken abgedämpfte Stöße durch ausgeglichenen Blutfluss.

2.2.4 Gewichtsdruck (Schweredruck) in Flüssigkeiten und Auftrieb

Berechnung des Schweredrucks

In einer Flüssigkeit herrscht aufgrund des Eigengewichtes ein Druck, der mit der Tiefe zunimmt.

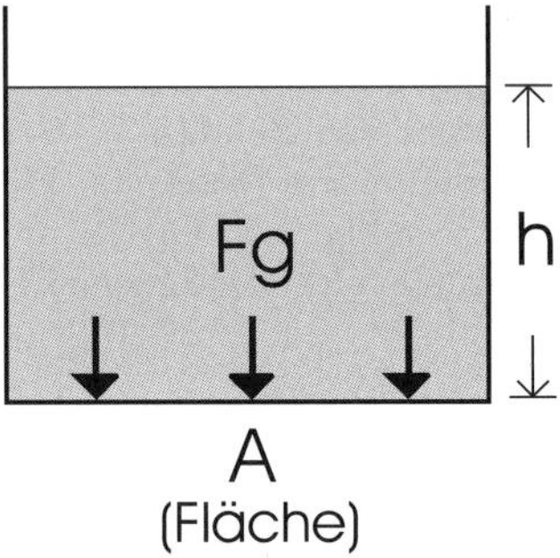

Abb. 15: Berechnung des Schweredrucks

$p = F_g/A = m \cdot g/A =$
$\rho_{FL} \cdot V \cdot g/A = \rho_{Fl} \cdot h \cdot g$
ρ_{Fl}: Dichte der Flüssigkeit.

Formel: $p_{FL} = \rho_{FL} \cdot g \cdot h$

Dieser Druck bringt auch den Auftrieb hervor, den ein in die Flüssigkeit eingetauchter Körper erfährt.

Berechnung des Auftriebs

Druck auf Körperoberseite: $p_1 = \rho_{Fl} \cdot h_1 \cdot g$
Druck auf Körperunterseite: $p_2 = \rho_{Fl} \cdot h_2 \cdot g$

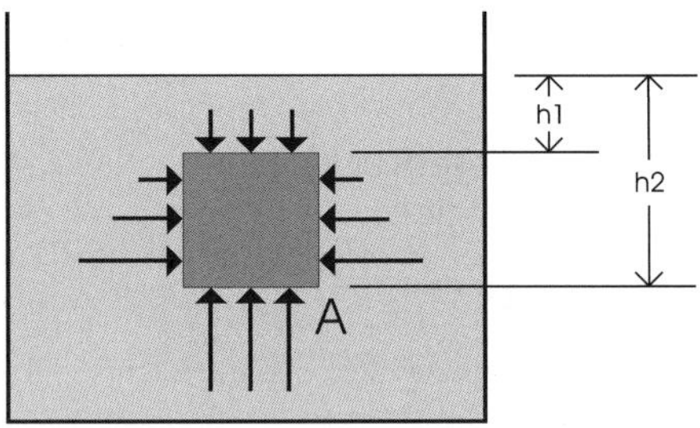

Abb. 16: Berechnung des Auftriebs

$\Rightarrow$ Druckdifferenz Oberseite/Unterseite:
$p_2 - p_1 = \rho_{Fl} \cdot (h_2 - h_1) \cdot g$
$\Rightarrow$ Auftriebskraft:
$F_A = A \cdot (p_2 - p_1) = \rho_{Fl} \cdot g \cdot A \cdot (h_2 - h_1) =$
$\rho_{Fl} \cdot V_k \cdot g = m_{Fl} \cdot g = F_{gFl}$

Merke
Die Auftriebskraft ist so groß, wie die Gewichtskraft der verdrängten Flüssigkeit.

Beispiel
Urometer
Beim Urometer wird die Dichte (oder das spez. Gewicht) des Urins mit Hilfe des Auftriebs bestimmt (☞ Abb. 17).

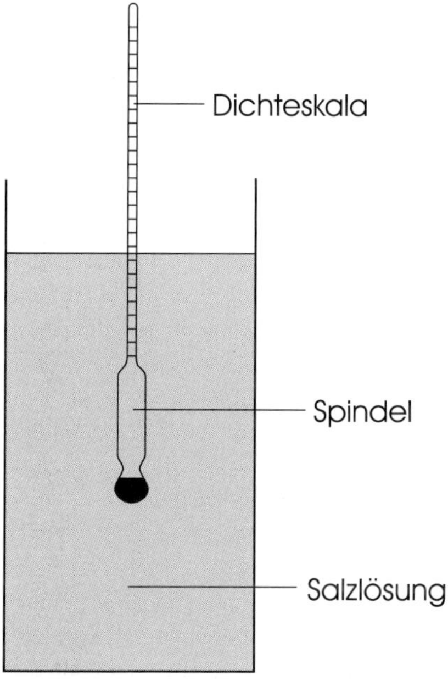

Abb. 17: Urometer

Ein Probekörper mit bestimmter Masse, bestimmtem Volumen und einer Skala wird in den Urin eingetaucht. Je dichter der Urin (Salzgehalt!) ist, desto weniger tief taucht der Probekörper ein. Die Dichte wird an einer geeichten Skala abgelesen.

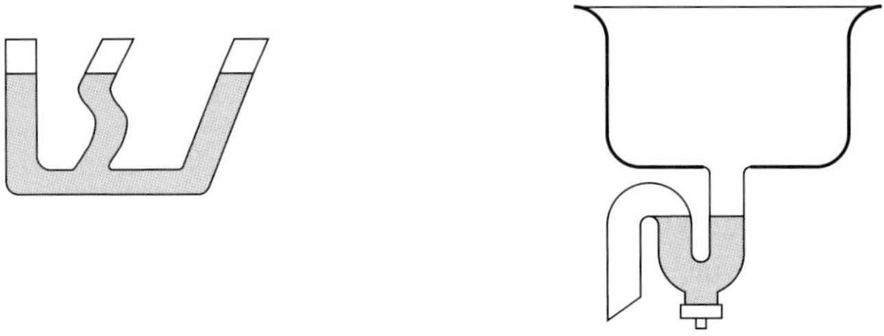

Abb. 18: Die Höhe der Flüssigkeitssäule in verbundenen Röhren hängt nicht von deren Form ab

Kommunizierende Röhren

Kommunizierende Röhren sind Gefäße, die miteinander verbunden sind. Eine in solche Röhren eingefüllte Flüssigkeit erfüllt diese Röhren mit gleicher Höhe (Gleichgewicht des Gewichtsdrucks!) (☞ Abb. 18).

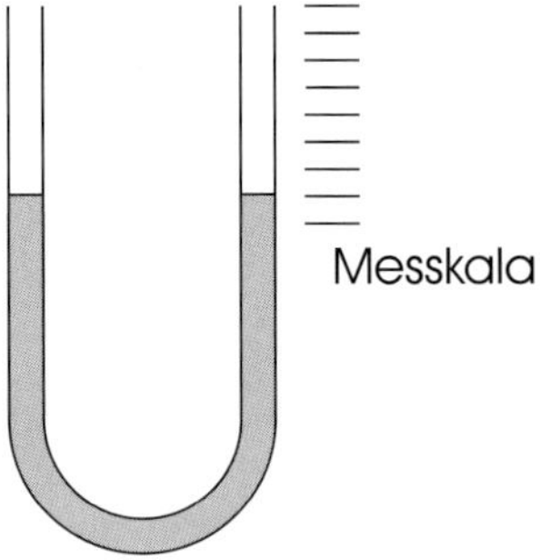

Abb. 19: Schlauchwaage mit Messkala zur Druckmessung

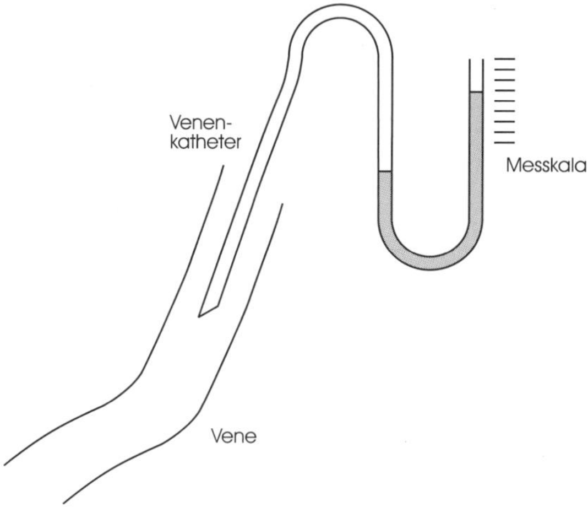

Abb. 20: Messung des zentralen Venendrucks über einen eingeführten Katheter.

Schlauchwaage

Ein U-förmiger Schlauch oder ein U-förmiges Rohr wird zum Nivellieren (z. B. auf dem Bau) oder zur Druckmessung verwendet (☞ Abb. 19).
Wird auf der einen Seite ein zusätzlicher Druck ausgeübt, so steigt auf der anderen Seite die Flüssigkeitssäule so lange, bis ihr Gewichtsdruck den zusätzlichen Druck ausgleicht. Die Überhöhung dieser Säule ist ein Maß für den ausgeübten Druck.

Beispiel
Zentraler Venendruck (☞ Abb. 20)

Beispiel
Blutdruckmessung nach Riva-Rocci

Auch die Blutdruckmessung mit der Druckluftmanschette erfolgt über den Gewichtsdruck mit einer Flüssigkeitssäule (Quecksilber

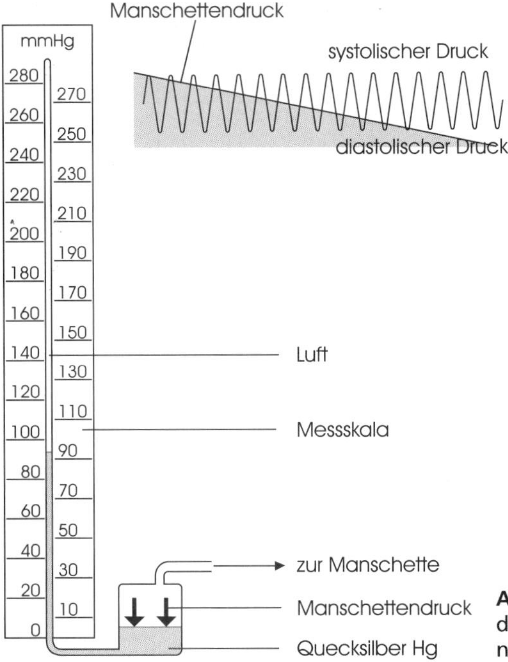

Abb. 21: Blutdruckmessung nach Riva-Rocci

Hg). Die Quecksilbersäule steigt so hoch, bis ihr Gewichtsdruck den Überdruck in der Manschette ausgleicht. Abgelesen wird der Überdruck an einer geeichten Skala (☞ Abb. 21).

2.2.5 Dekubitus

Achtung
Bei bettlägerigen Patienten kann es bei ungünstiger Lage zu einem sog. Dekubitus kommen. Damit ist das Auftreten von Druckgeschwüren gemeint, die an Körperstellen mit besonders hohem Auflagedruck entstehen.

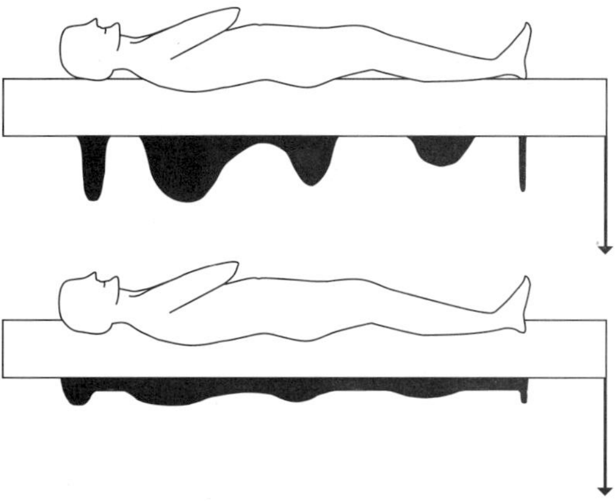

Abb. 22: Verteilung des Auflagedrucks bei unterschiedlich harten Unterlagen

Abhilfe kann durch das wiederholte Umlagern des Patienten durch die Pflegekraft geschaffen werden oder/und durch eine Unterlage, die eine bessere Druckverteilung ermöglicht. Denn: Druck ist Kraft pro Fläche oder $p = F/A$ (☞ Abb. 22).

2.2.6 Diffusion und Osmose

Definition

Eine in einer Flüssigkeit gelöste Substanz hat ebenso wie Gas das Bestreben, das ihr zur Verfügung stehende (Flüssigkeits-)Volumen gleichmäßig auszufüllen. Diesen Vorgang nennt man Diffusion.
Es lassen sich drei Fälle unterscheiden: Diffusion, behinderte Diffusion und Osmose.

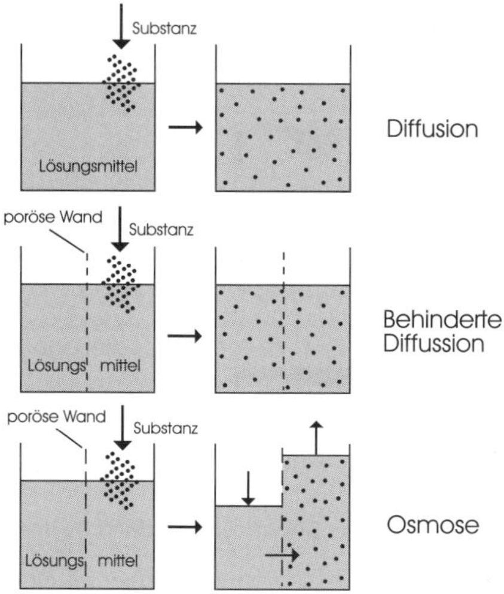

Abb. 23: Diffusion, behinderte Diffusion und Osmose

- *Diffusion:* Eine Substanz breitet sich mit charakteristischer Geschwindigkeit gleichmäßig aus, ohne dass ein Hindernis vorhanden ist.
- *Behinderte Diffusion:* Ein Hindernis lässt zwar sowohl die Flüssigkeit als auch die Substanz durch, aber die Substanz breitet sich verzögert aus.
- *Osmose:* Ein Hindernis lässt nur die Flüssigkeit, aber nicht die Substanz durch. Die Substanz zieht die Flüssigkeit zu sich herüber.

Beispiel

Dialyse

Blut umspült in einem Behälter einen porösen Schlauch, durch den eine zweite Flüssigkeit strömt. Durch Diffusion gelangen die harnpflichtigen Stoffe aus dem Blut in die zweite Flüssigkeit und werden abtransportiert.

3 Wärmelehre

3.1 Grundbegriffe

3.1.1 Was ist Wärme?

Wirkungen der Wärme

- Volumenänderung, Längenänderung;
- Schmelzen, Verdampfen;
- Wärmestrahlung, Glühen;
- Wärmeempfindung, Schmerz oder Verbrennungen.

Allen diesen Erscheinungen liegt physikalisch gesehen die ungeordnete Bewegung kleinster Teilchen zugrunde:

Definition
Wärme ist Bewegung kleinster Teilchen, wie Atome Moleküle oder Ionen.

Wärme ist Bewegung und daher eine Energieform (kin. Energie):
Symbol: Q oder W_Q
Einheit: cal (Kalorie) oder J
1 cal = 4,186 J,
1 kcal = 4,186 kJ

- Glühen: Die Energie der kleinsten Teilchen reicht aus, um Licht (sichtbare elektromagnetische Strahlung) hervorzubringen.
- Verbrennungsprozesse: Die Energie der kleinsten Teilchen reicht aus, um chemische Reaktionen in Gang zu setzen.

3.1.2 Temperatur

Definition

Die Temperatur ist ein Maß für den Bewegungszustand der kleinsten Teilchen.

Temperaturmessung beruht auf dem Prinzip der:

- Volumenausdehnung von Flüssigkeiten wie Quecksilber und Alkohol (☞ Abb. 24).
- Temperaturabhängigkeit elektrischer Widerstände (☞ Abb. 25).

Symbol: T

Einheit: °C (Celsius), °K (Kelvin)

Celsiusskala °C:	Gefrierpunkt von Wasser	→ 0°C
	Siedepunkt von Wasser	→ 100°C
	Aufteilung in 100 gleiche Abschnitte	
Kelvinskala °K:	absolut tiefste Temperatur	→°0 K (ca. -273°C)
	gleiche Schrittweite wie bei Celsiusskala.	

Tab. 2: Umrechnung von Celsius in Kelvin

Celsius °C	Kelvin °K
100°C	373°K
20°C	293°K
0°C	273°K
-273°C	0°K

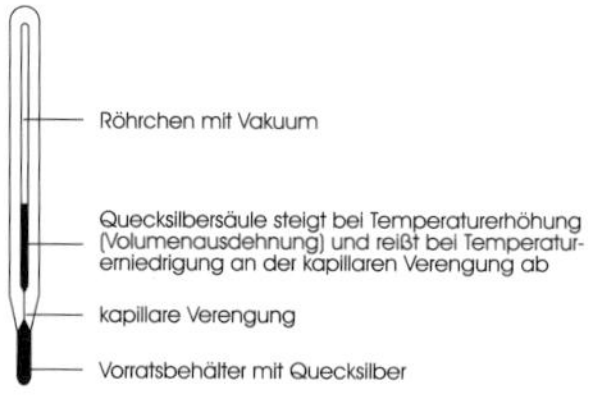

Abb. 24: Quecksilber-Fieberthermometer

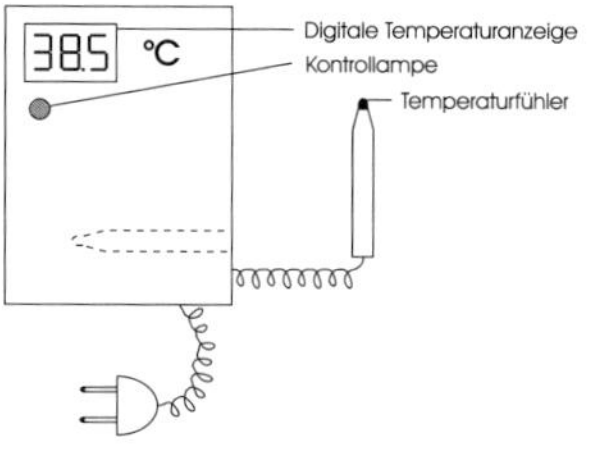

Abb. 25: Elektronisches Fieberthermometer

3.1.3 Spezifische Wärmekapazität

Merke

Gesetz der Erwärmung: Die Temperaturerhöhung ist direkt proportional zur zugeführten Energiemenge und indirekt proportional zur Masse des erwärmten Körpers.
Sei $\Delta T = T_2 - T_1$ die Änderung der Temperatur und $\Delta Q = Q_2 - Q_1$ die zugeführte Wärmeenergie, so gilt:

$$\Delta Q/m = c \cdot \Delta T \text{ oder } c = \Delta Q/(m \cdot \Delta T)$$

c: spez. Wärmekapazität

Einheit: kJ/(kg · °K) oder kcal/(kg · °K) oder kJ/(kg · °C)

Tab. 3: Spezifische Wärmekapazitäten verschiedener Stoffe

Spezifische Wärmekapazitäten von	kJ/(kg · °K)
Wasser	4,2
Eis	2,1
Aluminium	0,90
Eisen	0,46
Gold	0,13
Holz (Fichte)	1,7
Beton	1,0
Glas	0,8
Alkohol	2,6
Luft (bei 1 bar)	1,0

3.1.4 Wärmeausbreitung

Die Natur ist immer bestrebt, Temperaturunterschiede zwischen verschiedenen Körpern durch Zu- und Abfuhr von Wärmeenergie auszugleichen.

Dafür gibt es verschiedene Möglichkeiten:

- *Wärmeleitung:* Ein mechanischer Kontakt bewirkt einen Wärmefluss vom wärmeren zum kälteren Körper (z. B. Herdplatte – Topf).

- *Wärmeströmung (Konvektion):* Der Kontakt von Gasen oder Flüssigkeiten mit festen Körpern hat das Aufsteigen und Absinken der Gase oder Flüssigkeiten zur Folge. Hierbei handelt es sich um einen Kreislauf (z. B. Heizung – Raumluft).
- *Wärmestrahlung:* Die Abgabe von elektromagnetischer Strahlung bedeutet, dass ein strahlender Körper mit der Strahlung Energie abgibt und sich die Umgebung erwärmt (z. B. Glühen).

3.1.5 Änderung des Aggregatzustands

Merke
Durch Zufuhr von Wärmeenergie geht ein Körper vom festen in den flüssigen und schließlich in den gasförmigen Zustand über (z. B. Wasser: schmelzen, sieden). Beim Wechsel von fest nach flüssig oder von flüssig nach gasförmig ändert der Körper seine Temperatur nicht, bis der Übergang vollständig vollzogen ist (☞ Abb. 26 und Abb. 27).

- *Schmelzwärme* ist die Wärmemenge, um einen Körper bestimmter Masse zu schmelzen.
  Symbol: Q_s oder W_s Formel: $\Delta Q_s = s \cdot m$ oder $s = \Delta Q_s/m$ Einheit: J/g oder kJ/kg
  s ist die spezifische Schmelzwärme, m ist die Masse des Körpers.
- *Verdampfungswärme* ist die Wärmemenge, um einen Körper bestimmter Masse zu verdampfen.
  Symbol: Q_r oder W_r Formel: $\Delta Q_r = r \cdot m$ oder $r = \Delta Q_r/m$ Einheit: J/g oder kJ/kg
  r ist die spezifische Verdampfungswärme, m ist die Masse des Körpers.

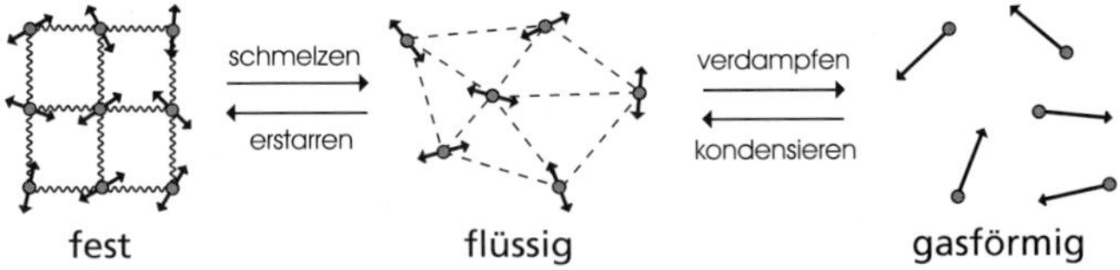

Abb. 26: Die Strukturen der verschiedenen Aggregatzustände

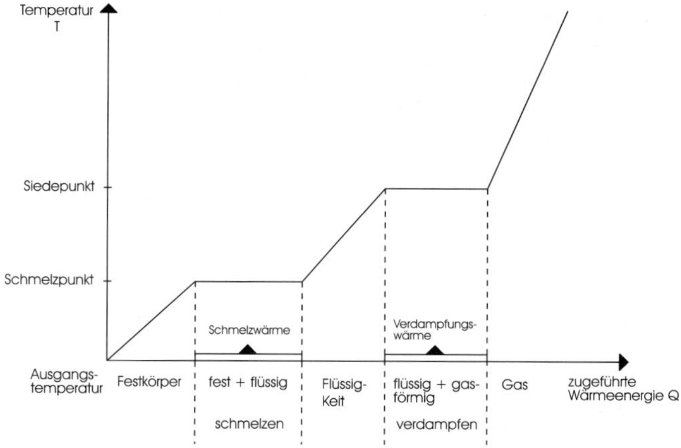

Abb. 27: Allgemeiner Temperaturverlauf beim Übergang fest – flüssig – gasförmig

- *Anomalie des Wassers:* Wasser hat seine größte Dichte nicht im festen, sondern im flüssigen Zustand bei ca. 4°C. Darin liegt die Erklärung, dass Eis auf Wasser schwimmt und ein Teich von oben und nicht von unten zufriert.

Tab. 4: Spezifische Schmelz(s)- und Verdampfungswärmen(r) in kJ/kg:

Substanz	s	r
Wasser	334	2257
Alkohol	105	854
Benzol	126	394
Quecksilber	11,8	285

3.2 Anwendungen

3.2.1 Der menschliche Wärmehaushalt

Die *optimale Körpertemperatur des Menschen* liegt bei 37°C. Folglich müssen Wärmeverluste müssen durch Wärmebildung ausgeglichen werden, und überschüssige Wärme muss nach außen abgegeben werden.

Wärmebildung: Die Wärmebildung (☞ Abb. 28) erfolgt durch den chemischen Abbau der Nahrungsmittel (Kohlenhydrate, Fette, Eiweiße).
Von der ursprünglichen chemischen Energie der Nahrung werden bei der *Verdauung*

- 60% direkt in Wärme verwandelt,
- 40% im Körper gespeichert.

Von der gespeicherten Energie werden bei der Organ- und Muskelarbeit wiederum

- 75–80% in Wärme verwandelt,
- 20–25% in mechanische Arbeit verwandelt,

sodass insgesamt nur ca. 10% der ursprünglichen Energie in mechanische Arbeit verwandelt werden.

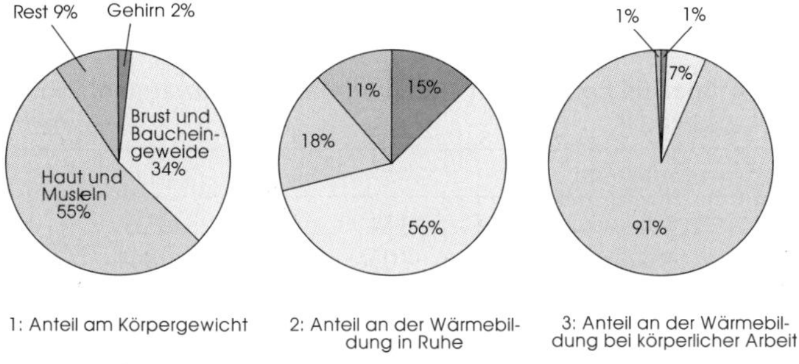

Abb. 28: Anteil verschiedener Körperregionen an der Wärmebildung

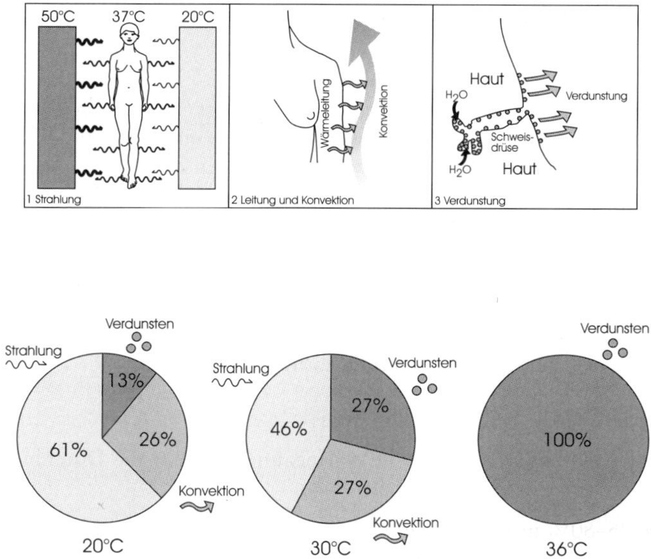

Abb. 29: Die verschiedenen Formen der Wärmeabgabe beim menschlichen Körper

Wärmeabgabe: Die Wärmeabgabe nach außen erfolgt *über die Haut* und wird über die periphere Durchblutung gesteuert, wobei das Steuerzentrum der Hypothalamus im Zwischenhirn ist.
Für die Wärmeabgabe gibt es verschiedene Möglichkeiten (☞ Abb. 29):

- Wärmestrahlung (des menschlichen Körpers),
- Wärmeleitung und Konvektion (in der umgebenden Luft),
- Verdunstung (Schweiß).

Die Anteile der einzelnen Möglichkeiten an der Gesamtwärmeabgabe hängen stark von den Umgebungsbedingungen wie Temperatur, Luftfeuchtigkeit etc. ab.

3.2.2 Wärmeanwendung in der Medizin

Diagnostik

Fieberthermometer: Abweichungen von der Körpertemperatur und deren zeitlicher Verlauf geben Hinweise auf Art und Verlauf der verschiedensten Erkrankungen.
Thermographie: Da jeder warme Körper elektromagnetische Strahlung in Abhängigkeit von der Temperatur aussendet (bei 37°C Infrarotstrahlung), kann die Strahlung des menschlichen Körpers gemessen und bildlich dargestellt werden. Krankhafte Veränderungen wie Tumoren oder Entzündungen können sichtbar gemacht werden, denn Mehr- oder Minderdurchblutung führen zu einer Temperaturabweichung.

Therapie

Mehrdurchblutung: Lokale Wärmezufuhr erhöht die Durchblutung in bestimmten Bereichen, was
- eine erhöhte Sauerstoffzufuhr,
- Stoffwechselanregung,
- einen beschleunigten Abtransport von Giftstoffen bewirkt.

Die Wärmezufuhr erfolgt durch:
- Wärmeleitung (Wärmflasche, Heizkissen),
- Wärmestrahlung (Infrarotlampe, Kurzwellensender).

Beispiel

Fangopackung
Die Fangopackung (☞ Abb. 30) besteht aus verschiedenartigen, pulverförmigen mineralischen oder organischen Substanzen, die mit Wasser zu einer teigartigen Masse vermengt sind. Zur örtlichen Wärmebehandlung wird der Teig in ein Tuch geschlagen und aufgelegt, wobei auch direktes Auflegen möglich ist.
Der Unterschied zur gewöhnlichen Wärmflasche liegt in der gleichmäßigeren Wärmeübertragung, da Stoffe verschiedener Wärmekapazitäten und Wärmeleitfähigkeiten kombiniert werden.

Minderdurchblutung: Lokale Wärmeabfuhr verringert die Durchblutung in bestimmten Bereichen, z. B. bei Prellungen, Blutergüssen. Die Wärmeabfuhr erfolgt durch Wärmeleitung.

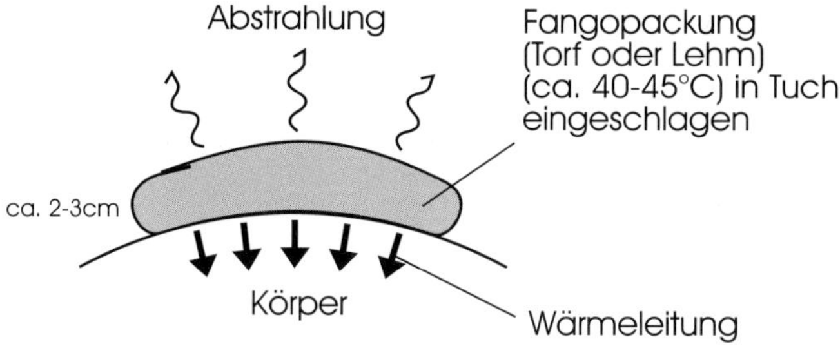

Abb. 30: Fangopackung, schematisch

Ein Eisbeutel benötigt zum Schmelzen des Eises Schmelzwärme, feuchte Wickel entziehen dem Körper Verdampfungswärme!

Beispiel
Fiebersenkung durch Wadenwickel
Die Wärmeabfuhr erfolgt durch Wärmeleitung. Die Wadenwickel entziehen dem Blut in den Waden Wärme (Wärme zum Verdampfen des Wassers). Das abgekühlte Blut verteilt sich über den ganzen Körper und senkt dessen Temperatur.

Vermeidung von Wärmeverlusten

Beispiel
Die Rettungsfolie
Die Rettungsfolie (☞ Abb. 31) dient in erster Linie zur Lagerung von Unfallopfern am Unfallort. Sie muss so ausgelegt werden, dass die reflektierend beschichtete Seite oben liegt. Durch die Beschichtung wird die Wärmestrahlung des Körpers zum Körper zurückgestrahlt und der Wärmeverlust durch Abstrahlung vermindert.

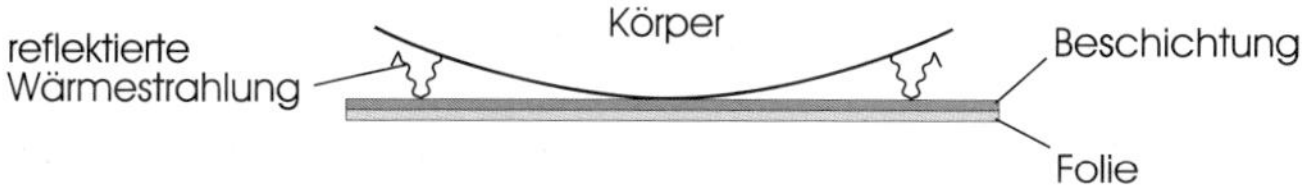

Abb. 31: Rettungsfolie, schematisch

4 Akustik

4.1 Grundbegriffe

4.1.1 Schwingungen und Wellen

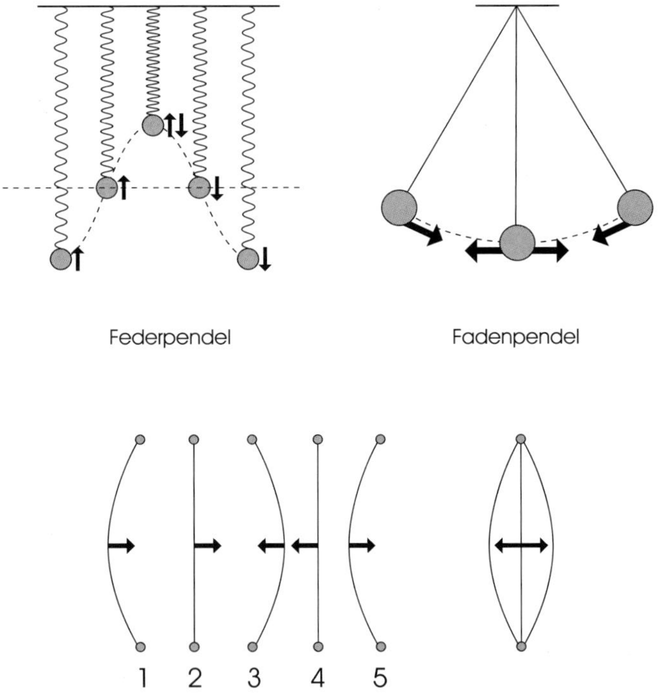

Abb. 32: Federpendel, Fadenpendel und Gitarrensaite

Definition

Unter *Schwingung* wird die periodische Bewegung eines Körpers verstanden.

Zwei Größen kennzeichnen die Schwingung:

- *Frequenz:* Anzahl der Schwingungen pro Zeiteinheit.
  Symbol: f Einheit: $1/s = s^{-1} = 1$ Hz (Hertz)
- *Amplitude:* Größe des Ausschlags oder der Auslenkung.

Beispiel

Federpendel,
Fadenpendel,
Gitarrensaite (☞ Abb. 32).

Definition

Unter einer *Welle* versteht man die Ausbreitung einer Schwingung im Raum.

Beispiel

- Wasserwellen (periodische Auslenkungen der Wasseroberfläche),
- Seilwellen (Auslenkung läuft entlang eines gespannten Seils),
- Schallwellen (periodische Druckschwankungen, die sich in Festkörpern, Flüssigkeiten und Gasen ausbreiten).

Man unterscheidet zwei Wellentypen:

- *Longitudinalwellen:* die Bewegung der schwingenden Teile erfolgt in Ausbreitungsrichtung der Welle (z. B. Schallwelle).
- *Transversalwellen:* die Bewegung der schwingenden Teile erfolgt senkrecht zur Ausbreitungsrichtung der Welle (z. B. Wasserwelle, Seilwelle).

Vier Größen kennzeichnen die Welle:

- *Frequenz:* wie bei der Schwingung.
- *Amplitude:* maximale Abweichung der schwingenden Größe vom Ruhezustand (z. B. Auslenkung oder Druck).
- *Wellenlänge:* Abstand zweier benachbarter Orte im gleichen Schwingungszustand.
  Symbol: λ Einheit: m oder nm = 10^{-9} m
- *Ausbreitungsgeschwindigkeit:* die Geschwindigkeit, mit der sich ein Schwingungszustand im Raum ausbreitet.
  Symbol: c Einheit: m/s

Merke
Die Wellengleichung beschreibt die Beziehung zwischen Frequenz, Wellenlänge und Ausbreitungsgeschwindigkeit:

$$c = \lambda \cdot f$$

4.1.2 Schallwellen

Definition
Schallwellen sind Verdichtungen und Verdünnungen der Luftmoleküle oder der Atome/Moleküle anderer Substanzen, die sich im Raum als Druckschwankungen ausbreiten. Sie werden von schwingenden Körpern erzeugt.

Tonhöhe
Die Tonhöhe ist um so höher, je größer die Frequenz der Schallwelle ist. Die Verdoppelung der Frequenz entspricht genau einer Oktave.

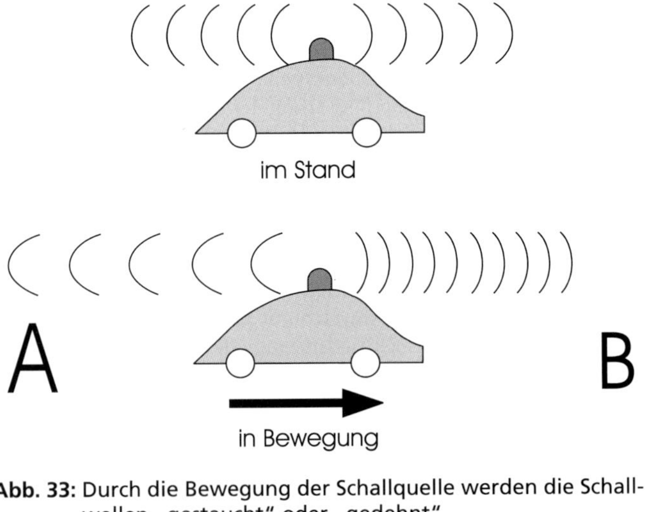

Abb. 33: Durch die Bewegung der Schallquelle werden die Schallwellen „gestaucht" oder „gedehnt"

Lautstärke
Die Lautstärke ist ein subjektives Maß, mit dem der Mensch die Stärke der periodischen Druckschwankungen empfindet.
Symbol: Λ Einheit: Phon

Doppler-Effekt
Der so genannte Doppler-Effekt ist eine Folge der (Relativ-)Bewegung zwischen Schallquelle und Beobachter (☞ Abb. 33). Bewegt sich die Schallquelle vom Beobachter weg, wird die Wellenlänge λ größer, während die Frequenz f kleiner wird. Bewegt sich die Schallquelle zum Beobachter hin, wird die Wellenlänge λ kleiner, während die Frequenz f größer wird.

Resonanz
Von Resonanz spricht man, wenn ein schwingender Körper einen anderen Körper zum Mitschwingen anregt (z. B. Saite – Resonanzboden). Besitzen beide Körper die gleiche Eigenfrequenz, so ist die Anregung besonders gut.

Tab. 5: Übersicht Schallwellen

Schallwellen/Luft	Frequenzen	Wellenlängen
Infraschall	<16 Hz	>20 m
Hörbereich	16–20000 Hz	20 m-1,7 cm
Ton „a"	440 Hz	0,76 m
menschliche Sprache	100–10000 Hz	3,3 m-3,3 cm
Ultraschall	>20000 Hz	<1,7 cm
Hörbereich des Hundes	15–50000 Hz	22 m-0,7 cm
Hörbereich der Fledermaus	1000–120000 Hz	0,3 m-2,8 mm

Tab. 6: Verschiedene Schallgeschwindigkeiten

Schallgeschwindigkeiten in	m/s
Luft	333
Wasser	1500
Organgewebe	1600
Holz	3500
Stahl	5100

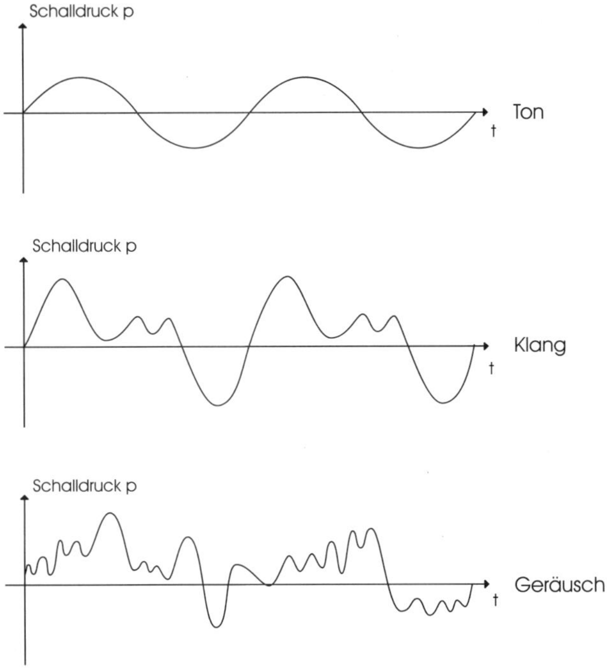

Abb. 34: Grafische Darstellung von Ton, Klang und Geräusch

Ton, Klang und Geräusch

- *Ton:* Ein Ton ist eine einzige sinusförmige Welle.
- *Klang:* Unter Klang versteht man die Überlagerung mehrerer sinusförmiger Wellen unterschiedlicher Frequenz.
- *Geräusch:* Ein Geräusch ist die Überlagerung vieler sinusförmiger Wellen unterschiedlicher Frequenz (☞ Abb. 34).

4.2 Anwendungen

4.2.1 Die menschliche Stimme

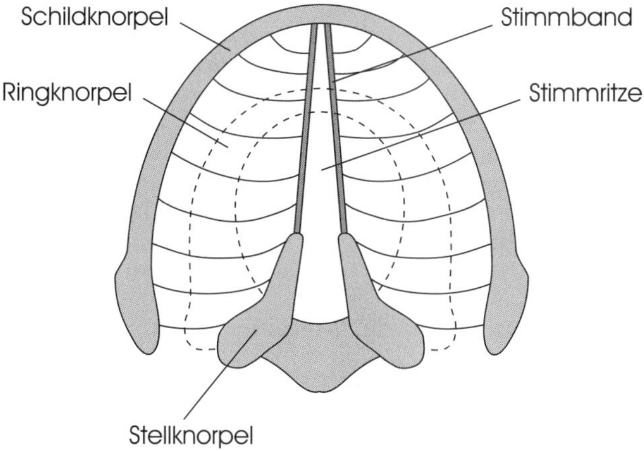

Abb. 35: Stimmbänder

Stimmbildung und Erzeugung von stimmhaften Lauten

Phonation: Die Phonation ist die primäre Schallerzeugung durch die Schwingung der Stimmbänder. Die Spannung der Stimmbänder bestimmt die Tonhöhe (☞ Abb. 35).

Artikulation: Die Artikulation ergibt sich aus der Resonanz verschiedener Körperteile (Brustraum, Nebenhöhlen, Rachenbereich, Gaumen) mit unterschiedlicher Eigenfrequenz.

Erzeugung von stimmlosen Lauten

Die Schallerzeugung erfolgt nur durch die Schwingung verschiedener Körperteile wie Zunge, Lippen, Gaumen, Zähne usw. Sie werden durch entsprechend geführte Luftströme zum Schwingen gebracht.

4.2.2 Das menschliche Gehör

Das Ohr gliedert sich in drei Teile:

- *Äußeres Ohr:* Das äußere Ohr ist ein Luftkanal, der den Schall zum Trommelfell leitet.
- *Mittelohr:* Im Mittelohr werden die Schwingungen des Trommelfells durch die Gehörknöchelchen (Hammer, Amboss, Steigbügel) zum ovalen Fenster des Innenohrs geleitet.
- *Inneres Ohr:* Im Innenohr befindet sich die so genannte Schnecke, die mit Lymphflüssigkeit gefüllt ist. Diese Flüssigkeit leitet den von den Knöchelchen ausgeübten Druck weiter zu den so genannten Sinneshaarzellen. In diesen Zellen werden die mechanischen Druckschwankungen in elektrische Impulse umgewandelt.

4.2.3 Ultraschall in der Medizin

In der Medizin kommen Ultraschallwellen mit Frequenzen von 2 MHz bis 7,5 MHz zur Anwendung.

Ultraschalldiagnostik

Die Schallwellen werden durch einen beweglichen Sender in den zu untersuchenden Körper gesandt. Sie werden an der Grenzschicht unterschiedlicher Gewebe teilweise reflektiert. Aus der Zeitdifferenz zwischen Aussenden und Empfangen der reflektier-

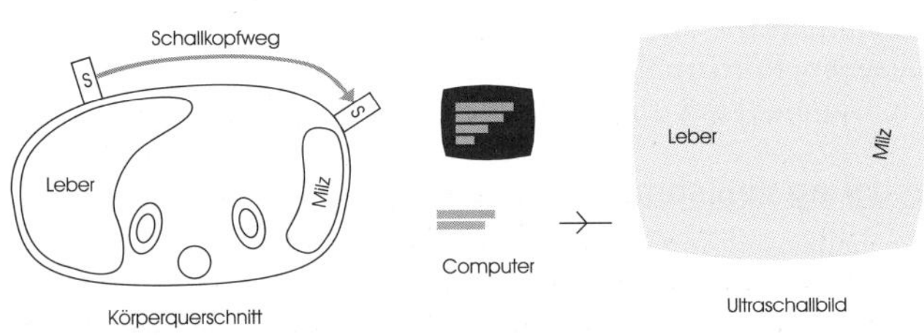

Abb. 36: Entstehung des Ultraschallbildes (schematisch)

Abb. 37: Konzentration der Schallwellen durch eine geeignete Senderform bei der Ultraschalltherapie

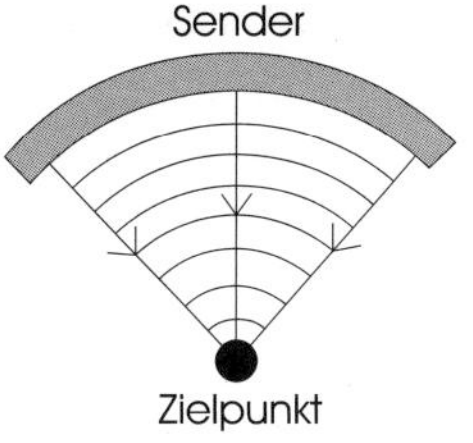

ten Schallwellen kann bei bekannter Schallgeschwindigkeit die Lage der Grenzschicht ermittelt werden (☞ Abb. 36).
Der zu untersuchende Körperbereich muss mit einer Paste (Kopplungsgel) bestrichen werden, da sonst der größte Teil der Schallwellen bereits an der Grenze Luft – Haut reflektiert werden würde.

Ultraschalltherapie

Schallwellen großer Intensität werden verwendet, um z. B. Blasen- oder Nierensteine zu zertrümmern. Dazu werden die Schallwellen durch eine geeignete Senderform zum Zielpunkt hin gebündelt (☞ Abb. 37).

Beispiel

Die *extrakorporale Stoßwellenlithotripsie* (ESWL) ist ein Verfahren zur Zertrümmerung von Nierensteinen. Der Patient liegt auf einem Behandlungstisch, wobei sich der Bereich der Nieren in einer flachen, mit Wasser gefüllten Wanne befindet. Die Schallwellen werden durch das Wasser direkt in den Körper auf den Stein geleitet. Ohne Wasser würden Schallwellen an der Hautoberfläche reflektiert werden.

Ultraschallvernebler

Zur Inhalation wird die Medikamentenlösung durch Ultraschall in Nebeltröpfchen zerstäubt. Die hohe Frequenz und kleine Wellenlänge des Ultraschalls ergibt entsprechend kleine Nebeltröpfchen (Größenordnung 1–200 nm oder $1–200 \cdot 10^{-9}$ m).

Merke

Die Wellenlänge des *hörbaren Schalls* ist viel zu groß (ca. 20 m-1,7 cm), um derartige Nebeltröpfchen zu erzeugen.

5 Elektrizitätslehre

5.1 Grundbegriffe

5.1.1 Elektrische Ladung

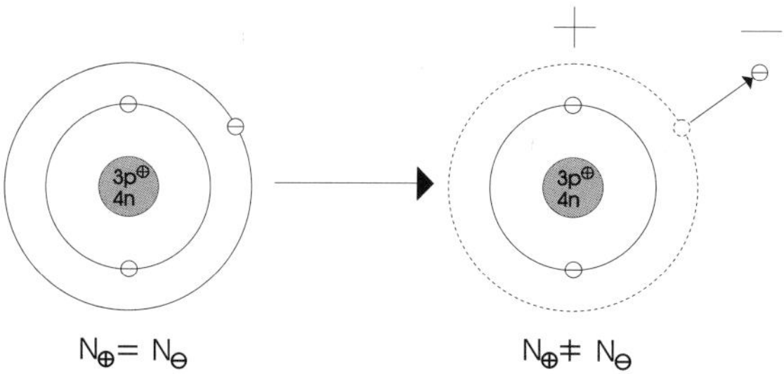

Abb. 38: Aufbau des Atoms am Beispiel Lithium

Die Ladungen in den Atomen setzen sich zusammen aus positiv geladenen Protonen im Atomkern und negativ geladenen Elektronen in der Atomhülle. Die Anzahl der Protonen im Kern entspricht der Anzahl der Elektronen in der Atomhülle, das Atom erscheint normalerweise ungeladen. Kurz: $N_+ = N_-$.
Entfernt man ein oder mehrere Elektronen aus der Atomhülle, so bleibt ein positiv geladenes Atom zurück, während die freigewordenen Elektronen auf andere Atome übertragen werden können, so dass auch negativ geladene Atome entstehen. Kurz: $N_+ \neq N_-$ (☞ Abb. 38).
Transportiert man Elektronen von einer Metallkugel auf eine andere, so hat die eine Kugel einen Überschuss an positiver Ladung und die andere Kugel einen Überschuss an negativer Ladung (☞ Abb. 39). Beide Körper sind dann unterschiedlich elektrisch geladen.

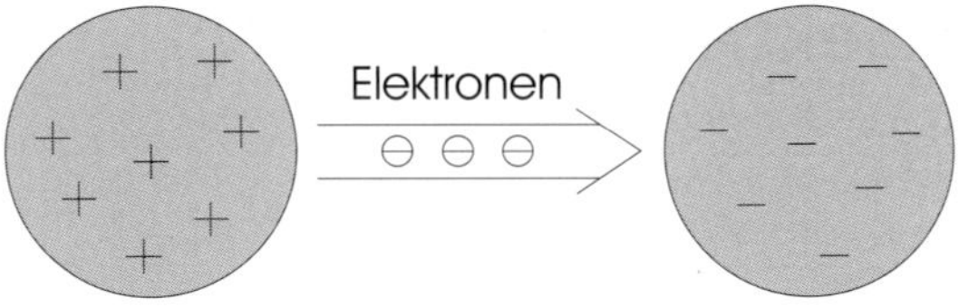

Abb. 39: Aufladen zweier Metallkugeln durch Elektronentransport

5.1.2 Elektrische Spannung

Zwischen zwei unterschiedlich geladenen Körpern besteht eine so genannte elektrische Spannung. Sie ist ein Maß für das Bestreben, das Ladungsungleichgewicht wieder auszugleichen.
Symbol: U
Einheit: V (Volt)

5.1.3 Elektrischer Strom

Der Ladungsausgleich zwischen unterschiedlich geladenen Körpern erfolgt durch einen so genannten elektrischen Strom über einen Leiter. Hierbei handelt es sich um elektrisch leitfähige Körper wie z. B. Metalle, in denen sich bei Stromfluss Elektronen bewegen (☞ Abb. 40).

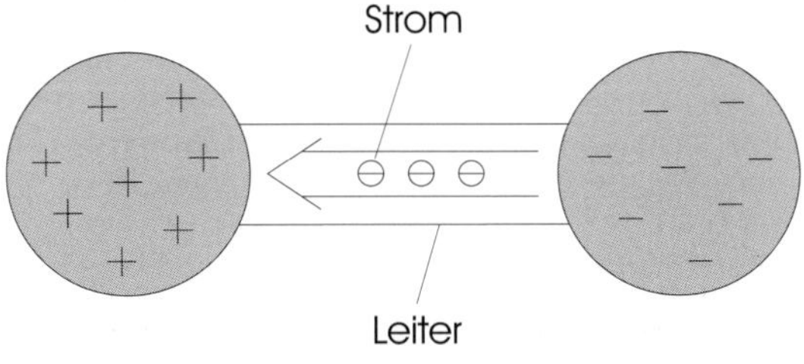

Abb. 40: Elektrischer Strom zwischen zwei geladenen Metallkugeln durch einen Leiter

Der elektrische Strom ist ein Maß für die pro Zeiteinheit fließende Ladungsmenge.
Symbol: I
Einheit: A (Ampère)

5.1.4 Elektrischer Widerstand

Die Atome im Leiter behindern die Bewegungen der Elektronen, was beim elektrischen Strom zu einem Widerstand führt.

Definition
Der elektrische Widerstand ist definiert als der Quotient aus elektrischer Spannung und fließendem Strom.
Symbol: R
Formel: $R = U/I$
Einheit: $1\ V/A = 1\ \Omega$

Merke
Der Widerstand hängt ab von:
- der Länge des Leiters,
- dem Querschnitt des Leiters,
- der chemischen Zusammensetzung des Leiters.

Bzgl. der Leitfähigkeit unterscheidet man:
- Leiter: alle Metalle, wässrige Lösungen von Säuren, Basen und Salzen,
- Halbleiter: z. B. Silizium, Germanium
- Nichtleiter oder Isolatoren: Kunststoffe, Keramik, Gase und Gasgemische wie Luft.

5.1.5 Ohmsches Gesetz

Definition
Das Ohmsche Gesetz stellt eine Beziehung zwischen den drei elektrischen Grundgrößen Spannung, Strom und Widerstand her:

$$R = U/I \qquad I = U/R \qquad U = R \cdot I$$

5.1.6 Elektrische Arbeit und elektrische Leistung

Elektrische Arbeit

Die elektrische Arbeit ist das Produkt aus Spannung, Strom und Zeit, in der der Strom fließt.
Symbol: W_{el} Formel: $W_{el} = U \cdot I \cdot t$ Einheit: 1 VAs = 1 Ws = 1 Nm = 1 J

Elektrische Leistung

Die elektrische Leistung ist der Quotient aus elektrischer Arbeit und der benötigten Zeit.
Symbol: P_{el} Formel: $P_{el} = W_{el}/t$ Einheit: 1 VA = 1 W
$P_{el} = U \cdot I \cdot t/t = U \cdot I$ = 1 J/s
Mit der Verwendung des Ohmschen Gesetzes $I = U/R$ oder $U = I \cdot R$ erhält man: $P_{el} = U^2/R$ oder $P_{el} = I^2 \cdot R$.

Tab. 7: Werte elektrischer Spannungen

Elektrische Spannungen	Volt
Elektrokardiogramm	0,001 V
Taschenlampe	4,8 V
Autobatterie	60 V
Steckdose	220 V
Oberleitung der Bahn	15000 V
Röntgenröhre	50000 V
Überlandleitung	bis 380000 V
Kernphysikalische Beschleunigungsgeräte	bis 1000000 V
Blitz	bis 10^9 V

Tab. 8: Werte elektrischer Stromstärken

Elektrische Stromstärken	Ampère
Röntgenröhre	0,008 A
Taschenlampe	0,2 A
Bügeleisen	2–3 A
elektrische Sicherung	6–16 A
elektrische Straßenbahn	150 A
Lichtbogenschweißen	200–360 A
Blitz	ca. 30000 A

Tab. 9: Werte elektrischer Widerstände

Elektrische Widerstände	Ohm
elektrischer Herd	ca. 12 Ω
Bügeleisen	ca. 80 Ω
Glühlampe	ca. 800 Ω

Tab. 10: Werte elektrischer Leistungen

Elektrische Leistungen	Watt
Telefonhörer	0,001 W
Hausklingel	0,5 W
Leuchtröhre von einem Meter Länge	30 W
Glühbirne	25–250 W
Staubsauger	600–1000 W
Bügeleisen	600–1000 W
Tauchsieder	300–1000 W
elektrischer Herd	1500–4000 W
elektrische Lokomotive	ca. 1300000 W

Beispiel

Gegeben: Elektrische Glühbirne, mit $U = 220$ V; $P = 75$ W; eingeschaltet für $t = 24$ h.

Gesucht: Strom I, Widerstand R, elektrische Arbeit W.

Ansatz:

$P = U \cdot I \Rightarrow I = P/U = 75\ \text{VA}/220\ \text{V} = 0{,}34\ \text{A}$

$R = U/I = 220\ \text{V}/0{,}34\ \text{A} = 645\ \Omega$

$W = U \cdot I \cdot t = P \cdot t = 75\ \text{W} \cdot 24\ \text{h} = 1800\ \text{Wh} = 1{,}8\ \text{kWh} = 6{,}48 \cdot 10^6\ \text{Ws}$

Beispiel

Gegeben: elektrisches Gerät mit $R = 200\ \Omega$; $I = 2{,}5$ A; $W = 2$ kWh;

Gesucht: Spannung U, Leistung P, Einschaltdauer t;

Ansatz:

$U = R \cdot I = 200\ \text{V/A} \cdot 2{,}5\ \text{A} = 500\ \text{V}$

$P = I^2 \cdot R = (2{,}5\ \text{A})^2 \cdot 200\ \text{V/A} = 1250\ \text{VA} = 1{,}25\ \text{KW}$

$P = W/t \Rightarrow t = W/P = 2\ kWh / 1{,}25\ KW = 1{,}6\ h = 5760\ s$

5.2 Wirkungen von elektrischen Strömen

5.2.1 Wärme und Licht

Bei Stromfluss erwärmt sich ein Leiter, sodass er je nach Temperatur Wärmestrahlung oder auch Licht aussendet. Anwendung findet diese Wirkung des elektrischen Stroms z. B. bei der Kochplatte, beim Heizkissen, bei der Glühbirne, der Schmelzsicherung und beim Schweißen.

5.2.2 Magnetische Wirkung

Jeder elektrische Strom wird von einem Magnetfeld begleitet. Das Magnetfeld um den stromdurchflossenen Leiter kann durch Eisenteile oder durch eine Kompassnadel nachgewiesen werden. Diese Wirkung des elektrischen Stroms findet seine Anwendung beim Elektromagnet, bei der Hausklingel, beim Lautsprecher und bei der magnetischen Sicherung (☞ Abb. 41).

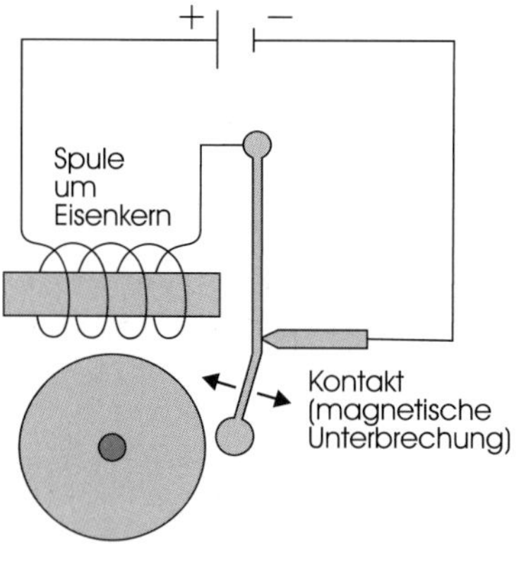

Abb. 41: Magnetische Unterbrechung bei der elektrischen Hausklingel

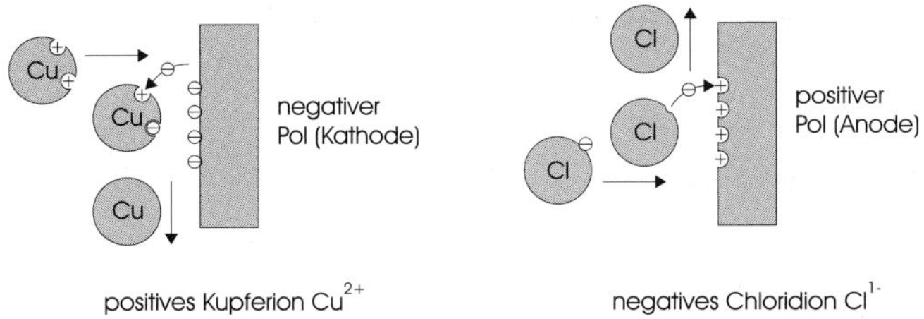

Abb. 42: Entladung von Ionen bei der Elektrolyse (schematisch)

5.2.3 Chemische Wirkung

Elektrischer Strom kann Säuren, Basen und Salze in wässriger Lösung oder in der Schmelze zersetzen. Diesen Vorgang nennt man *Elektrolyse.*

Beispiel
Kupferchlorid wird in wässriger Lösung durch den elektrischen Strom zu Kupfer und Chlorgas zersetzt (☞ Abb. 42).
$CuCl_2 \rightarrow Cu\downarrow + Cl_2\uparrow$.
Angewendet wird dieses Verfahren bei der elektrolytischen Gewinnung von Rohstoffen, z. B. dem Aluminium.

5.3 Elektromagnetische Wechselwirkung

5.3.1 Elektrisches und magnetisches Feld

Im Bereich der Elektrizität gibt es grundsätzlich zwei Feldtypen: zum einen das *elektrische* Feld, zum anderen das *magnetische* Feld.

Elektrisches Feld

Geladene Körper üben auf andere geladene Körper in ihrer Umgebung Kräfte aus (☞ Abb. 43).

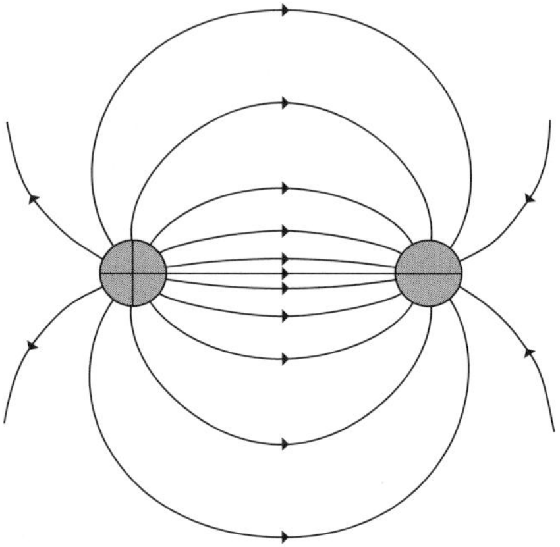

Abb. 43: Elektrisches Feld zweier ungleichnamig geladener Kugeln

Magnetisches Feld

Stromdurchflossene Körper üben auf magnetisierbare Stoffe in ihrer Umgebung Kräfte aus. Auch gewisse Körper ohne äußeren Stromfluss weisen manchmal solche Kräfte auf. Man bezeichnet sie als *Permanentmagneten* (☞ Abb. 44).

5.3.2 Allgemeiner Zusammenhang zwischen elektrischem und magnetischem Feld

Merke

Grundgesetz der Elektrizitätslehre:
Ein sich änderndes elektrisches Feld erzeugt ein Magnetfeld.
Ein sich änderndes Magnetfeld erzeugt ein elektrisches Feld.

Generator

Bei Drehung der Leiterschleife erzeugt das Magnetfeld in der Leiterschleife ein elektrisches Feld. Das elektrische Feld bewirkt elektrische Spannung bzw. Stromfluss (☞ Abb. 45).

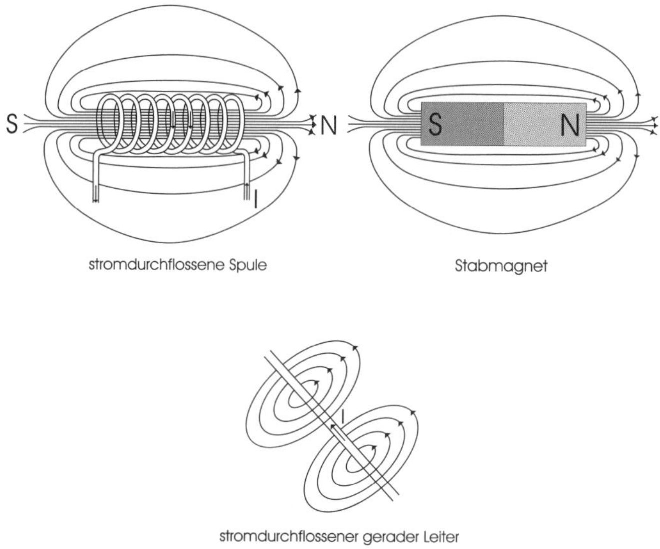

Abb. 44: Magnetisches Feld einer Spule, eines Stabmagneten und eines geraden Leiters

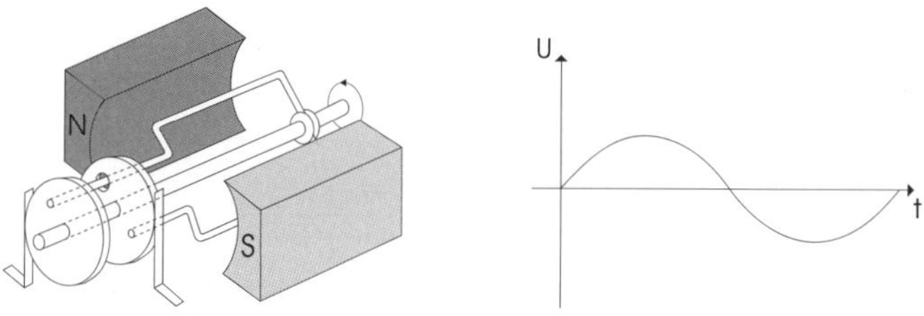

Abb. 45: Generator, Prinzip und Verlauf der erzeugten Spannung

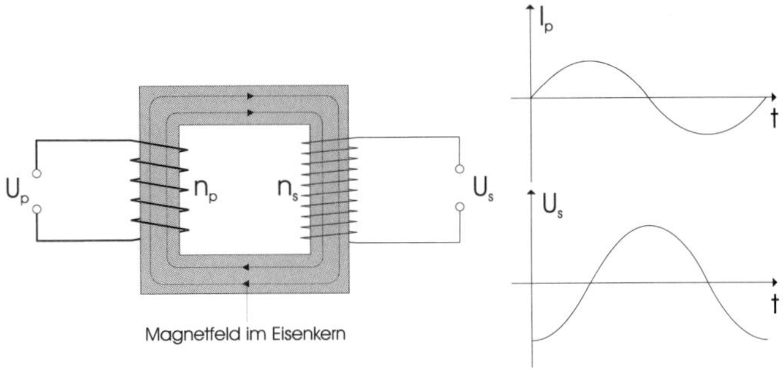

Abb. 46: Transformator, Prinzip, Stromverlauf in der Primärspule und Spannungsverlauf in der Sekundärspule

Elektromotor

Der Stromfluss durch die Leiterschleife erzeugt ein Magnetfeld um die Leiterschleife. Das äußere Magnetfeld übt eine Kraft aus, die die Drehung der Leiterschleife bewirkt.

Transformator

Der Wechselstrom I_p, der durch die Primärspule P fließt, erzeugt ein veränderliches Magnetfeld im Eisenkern. Dadurch entsteht wiederum ein veränderliches Magnetfeld in der Sekundärspule S. Folglich wird ein veränderliches elektrisches Feld bzw. Wechselspannung Us an der Sekundärspule S erzeugt (☞ Abb. 46).

Merke

Transformatorgesetze

- Offene Sekundärspule

$$U_s/U_p = n_s/n_p$$

U_s: Sekundärspannung
n_s: Windungszahl Sekundärspule
U_p: Primärspannung
n_p: Windungszahl Primärspule

- Geschlossene Sekundärspule:

$$I_s/I_p = n_p/n_s$$

I_s: Sekundärstrom
n_s: Windungszahl Sekundärspule
I_p: Primärstrom
n_p: Windungszahl Primärspule

- Leistung des Transformators (Energieerhaltung):

$$U_p \cdot I_p = U_s \cdot I_s = P_{el}$$

Elektromagnetische Wellen (Radiowellen)

Gleiche Beschreibung, wie bei den Schallwellen:
→ Frequenz f
→ Wellenlänge λ
→ Amplitude
→ Ausbreitungsgeschwindigkeit c.

Transversalwellen, Wellengleichung:

$$c = \lambda \cdot f,$$
$$c = 3{,}0 \cdot 10^8\ \text{m/s}$$

5.4 Gefahren und Anwendungen des elektrischen Stroms

5.4.1 Gefahren

Der elektrische Widerstand R_{Mensch} beträgt beim Menschen zwischen Händen und Füßen ungefähr 1000 Ω.
Dies hängt ab von der Fußbekleidung (Schuhe) und der Feuchtigkeit der Haut.
Ströme ab 25 mA führen zu ersten Störungen der Herztätigkeit.
Ströme ab 80 mA führen zu Herzkammerflimmern.

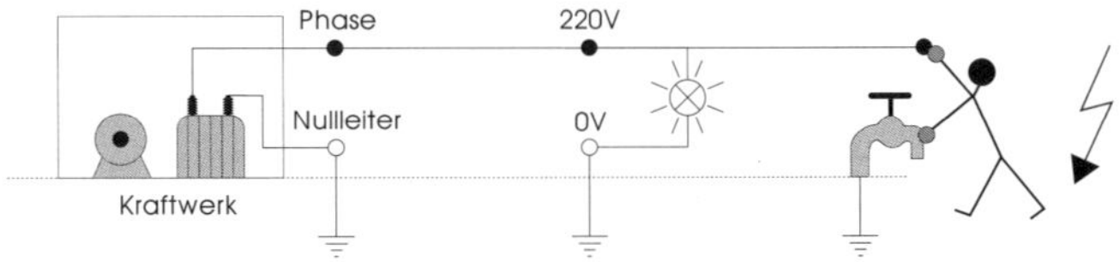

Abb. 47: Der Aufbau des elektrischen Netzes

Ströme über 100 mA führen zu Verbrennungen und Herzstillstand.
Geht man von R = 1000 Ω aus, so ergeben sich mit $U = R \cdot I$ Spannungen von 25 V, 80 V und 100 V.
Bei Gleichströmen tritt zusätzlich eine Vergiftung durch Elektrolyse der Körpersalze ein.

Gefahren des elektrischen Netzes

Achtung
Das Stromnetz (220 V) ist so aufgebaut, dass die Schließung des Stromkreises über die Erde erfolgt. Deshalb ist das Berühren von „gut geerdeten" Metallteilen (Heizkörper, Wasserleitungen, aber auch Wasser) lebensgefährlich, wenn man dabei gleichzeitig die so genannte Phase des Stromnetzes berührt (☞ Abb. 47).

5.4.2 Diagnostik

Reizstromdiagnostik

Bei der Reizstromdiagnostik werden durch Ströme künstlich Nervenreize und Muskelkontraktionen ausgelöst. Man bestimmt den kleinsten elektrischen Strom, ab dem eine Reaktion erfolgt. Dies ist die so genannte „Reizschwelle".

EKG

Unter Elektrokardiographie (EKG) versteht man die Messung der bei der Herzmuskelaktivität auftretenden elektrischen Spannun-

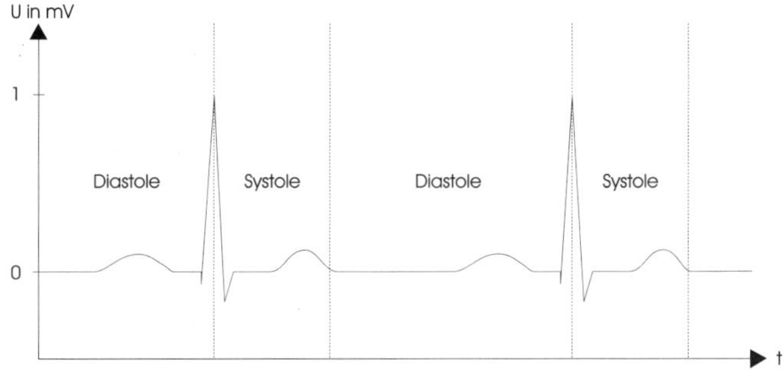

Abb. 48: Verlauf des Elektrokardiogramms bei gesundem Herzen

gen. Die Spannungsimpulse entstehen im so genannten Sinusknoten. Messpunkte sind Brustkorb, Arme und Beine (☞ Abb. 48).

EEG

Unter Elektroenzephalographie (EEG) versteht man die Messung der bei den Gehirnaktivitäten auftretenden elektrischen Spannungen. Die Messpunkte befinden sich an der Kopfoberfläche.
Zeigen EKG und EEG einen abweichenden Verlauf der elektrischen Spannungen, so sind dies Hinweise auf Erkrankungen wie Herzinfarkt oder Tumor.

5.4.3 Therapie

Reizstromtherapie

Bei der Reizstromtherapie werden elektrische Ströme durch das Körpergewebe geschickt. Die Stromdichte ist kleiner als 1 mA/cm^2, und die elektrischen Spannungen sind kleiner als 50 V.
Diese Therapie führt zu Nervenreizungen und wirkt anregend, schmerzstillend und krampflösend.

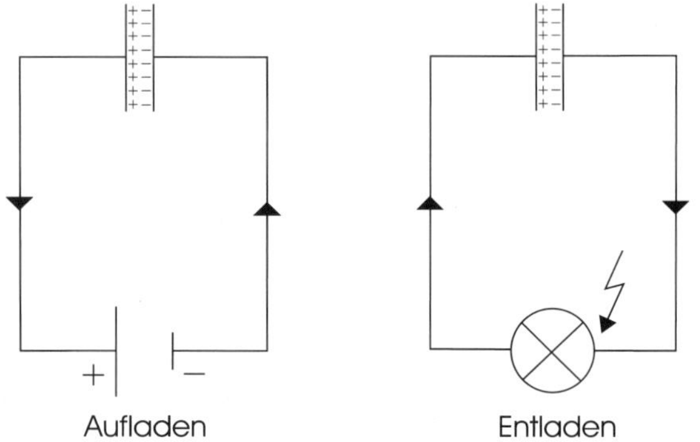

Abb. 49: Kondensatorauf- und -entladung (schematisch)

Elektrochirurgie

Durch die Wärmewirkung des elektrischen Stromes kann Gewebe durchtrennt werden. Der Vorteil dieser Methode liegt in der sofortigen Blutstillung, da die Wundränder gleich beim Schnitt „abgedichtet" werden.
Während am Körper großflächige Elektroden angebracht werden, werden an der Operationsstelle kleinflächige, spitze Elektroden verwendet.

Herzschrittmacher

Ein Herzschrittmacher ist ein elektrischer Impulsgeber, der Spannungsstöße im Takt des Sinusknotens (Impulszentrum für die Herzaktivität) liefert.

Wiederbelebung

Bei Herzstillstand können starke, aber kurz andauernde Stromstöße zur Wiederherstellung der Herztätigkeit eingesetzt werden. Die Stromstöße werden durch Entladung von so genannten Kondensatoren über den Körper erzeugt. Ein Kondensator speichert elektrische Ladung (ähnlich einer Batterie) und entlädt sich durch einen Stromstoß wie z. B. im Blitzlicht (☞ Abb. 49).

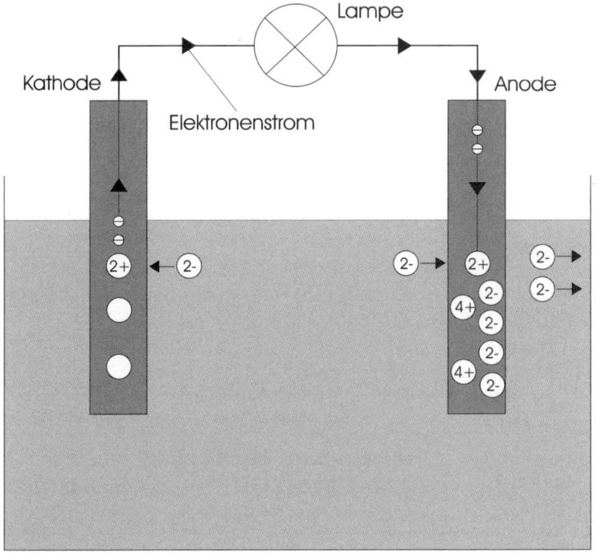

Abb. 50: Entstehung des elektrischen Stroms beim Akkumulator (schematisch)

Defibrillator

Liegt Herzkammerflimmern (Fibrillation ≅ Flimmern) vor, so findet eine ungeordnete Bewegung kleinster Muskelgruppen im Herz statt, und das Herz kann nicht mehr richtig arbeiten (Vorhofflimmern – Kammerflimmern). Diese ungeordnete Bewegung wird durch einen geeigneten Stromstoß durchbrochen, wobei der gesamte Herzmuskel zu einer Systole gezwungen wird.
Der Stromstoß erzeugt man durch Entladung von elektrischen Kondensatoren über den Körper.

5.4.4 Stromquellen in der Medizin

Die heutige technische Medizin ist, wie andere technische Bereiche auch, in weitem Umfang auf Elektrizität angewiesen und benötigt daher verschiedene Stromquellen. Diese können das 220 V-Netz oder Akkumulatoren sein.

220 V-Netz

Ggf. werden die Spannungen und Ströme des Netzes herauf- bzw. heruntertransformiert (☞ Transformator Abb. 46) und gleichgerichtet (⇒ 220 V-Netz, Abb. 47).

Akkumulator

Im Akkumulator wird chemische Energie in elektrische Energie umgewandelt (☞ Abb. 50).

Tab. 11: Verschiedene Akku-Typen

Pluspol	Elektrolyt	Minuspol
Bleioxid (PbO_2)	Schwefelsäure (H_2SO_4)	Blei (Pb)
Nickel (Ni)	Kalilauge (KOH)	Cadmium (Cd)
Nickel (Ni)	Kalilauge (KOH)	Eisen (Fe)

Im Gegensatz zu Batterien sind Akkumulatoren *wiederaufladbar*. Akkumulatoren finden in den verschiedensten medizinischen Geräten Anwendung (z. B. Laryngoskop, Notfallwagen, Infusomaten, Perfusoren).
Die heutigen Akkus werden meist mit einer elektronisch gesteuerten Ladestation geliefert, die Fehler beim Aufladen wie Überladung oder Ausgasung verhindert. Werden Akkus längere Zeit nicht benutzt, so entladen sie sich langsam, obwohl kein Strom entnommen wurde.

Im Umgang mit Akkus ist darauf zu achten, dass regelmäßig der Ladezustand überprüft wird. Zu vermeiden sind Tiefentladungen, da der Akku auf diese Weise an Kapazität verliert. Ebenso müssen Akkus auf Dichtigkeit überprüft werden, da Elektrolyt auslaufen kann.

6 Optik

6.1 Grundbegriffe

6.1.1 Was ist Licht?

Tab. 12: Das elektromagnetische Spektrum

Wellenlänge in m	Strahlenart	medizin. Bedeutung
10^6		
	Langwellen	–
10^3	Mittelwellen	–
	Kurzwellen	Wärmeerzeugung
$10^0 = 1$	Ultrakurzwellen	
	Dezimeterwellen	
10^{-3}	Zentimeterwellen	
	Millimeterwellen	
10^{-6}	Infrarotlicht	Wärmeerzeugung
	Sichtbares Licht	Psychisch
	Ultraviolettlicht	Keimtötung
10^{-9}	Röntgenstrahlen	Diagnostik und
	Gammastrahlen	Therapie
10^{-12}	Beschleuniger-strahlen	Strahlentherapie
	Höhenstrahlen	

Sichtbares Licht ist nur ein kleiner Bereich des gesamten elektromagnetischen Spektrums. Zu diesem Spektrum gehören:

- Radiowellen,
- Wärmestrahlung,

- Licht,
- UV-Licht,
- Röntgen- und Gammastrahlung.

Es handelt sich um elektromagnetische Wellen *unterschiedlicher Frequenz und Wellenlänge,* jedoch gleicher Geschwindigkeit: $c = 300000\ km/s$ (Vakuum).

6.1.2 Lichtquellen

Selbstleuchtende Körper senden aufgrund ihrer inneren Energie Licht aus. Zu den selbstleuchtenden Körpern zählen Fixsterne wie die Sonne, Glühlampen, Kerzen- und Gasflammen sowie Laser. Beleuchtete Körper reflektieren oder streuen das Licht von Lichtquellen.

6.1.3 Farben des Lichts

Licht von selbstleuchtenden Körpern:

Weißes Licht kann durch ein Prisma in seine Farbanteile zerlegt werden (☞ Abb. 51).
Ein Gemisch aus Licht verschiedener Farben bezeichnet man auch als Lichtspektrum.

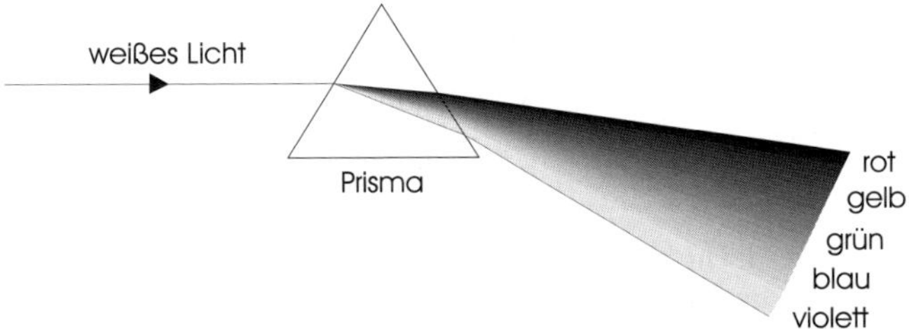

Abb. 51: Das Spektrum des sichtbaren Lichtes

Reine Lichtfarben unterscheiden sich physikalisch nur durch Frequenz und Wellenlänge (☞ Tab. 13). Lichtquellen werden unterteilt in selbstleuchtende und beleuchtete Körper.

Tab. 13: Wellenlängen verschiedener Farben

Farben	Wellenlängen
violett	400 nm
blau	470 nm
grün	520 nm
gelb	570 nm
rot	700 nm

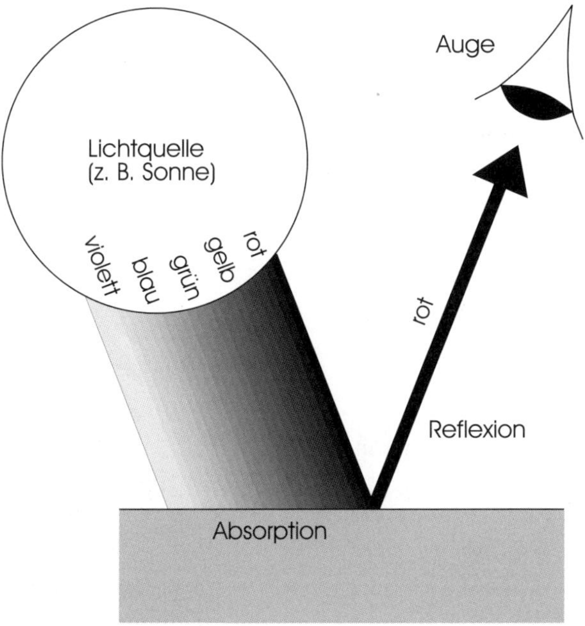

Abb. 52: Entstehung des Farbeindrucks bei beleuchteten Körpern

Farben der beleuchteten Körper

Bestimmte Farbanteile des weißen Lichtes einer Lichtquelle werden von dem Körper absorbiert, andere reflektiert oder gestreut (☞ Abb. 52).
Erscheint der Körper z. B.

- weiß, werden alle Farben reflektiert;
- rot, wird rot reflektiert, alle übrigen Farben werden absorbiert;
- grün, wird grün (evtl. gelb+blau) reflektiert, alle übrigen Farben werden absorbiert;
- schwarz, werden alle Farben absorbiert.

6.1.4 Grundgesetze der geometrischen Optik

Grundgesetze der geometrischen Optik beruhen auf der geradlinigen Ausbreitung des Lichts, z. B. erkennbar am Schattenwurf.
Das Verhalten eines Lichtstrahls beschreiben zwei wesentliche Gesetze. Zum einen ist dies das Reflexionsgesetz, zum anderen ist dies das Brechungsgesetz:

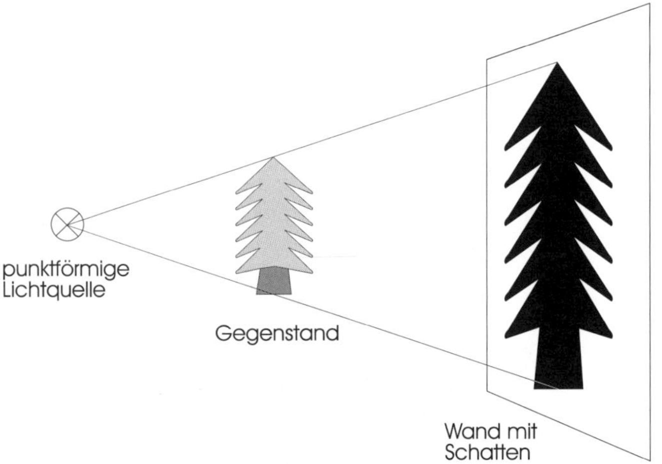

Abb. 53: Geradlinige Ausbreitung des Lichtes

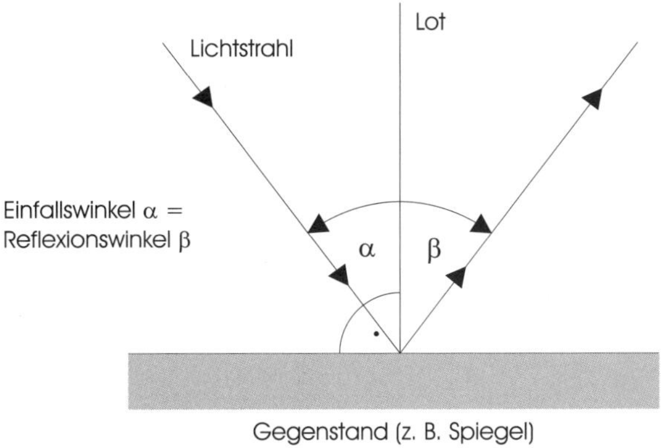

Abb. 54: Reflexion eines Lichtstrahls

Reflexionsgesetz

Merke
Dieses Gesetz gibt die Richtungsänderung des Lichtstrahls an, wenn er auf eine spiegelnde Fläche trifft. In Bezug auf das Lot der Spiegelfläche ist Einfallswinkel gleich Reflexionswinkel (☞ Abb. 54).

Beispiel
Bild einer Person im Spiegel (☞ Abb. 55).

Brechungsgesetz

Merke
Dieses Gesetz gibt die Richtungsänderung eines Lichtstrahls an, wenn er durch verschiedene optische Medien geht (z. B. Luft – Glas oder Luft – Wasser). Geht ein Lichtstrahl vom optisch dünneren zum optisch dichteren Medium, findet die Brechung zum Lot hin statt. Geht ein Lichtstrahl vom optisch dichteren zum optisch dünneren Medium, findet die Berechnung vom Lot weg statt (☞ Abb. 56).

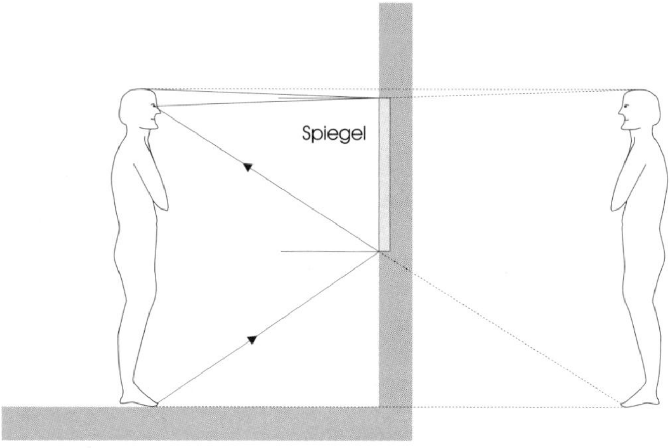

Abb. 55: Konstruktion des Strahlengangs beim Spiegelbild

Beispiel
Lage eines Gegenstandes unter Wasser (☞ Abb. 57).
Durch die Lichtbrechung erscheint der unter Wasser liegende Gegenstand versetzt.

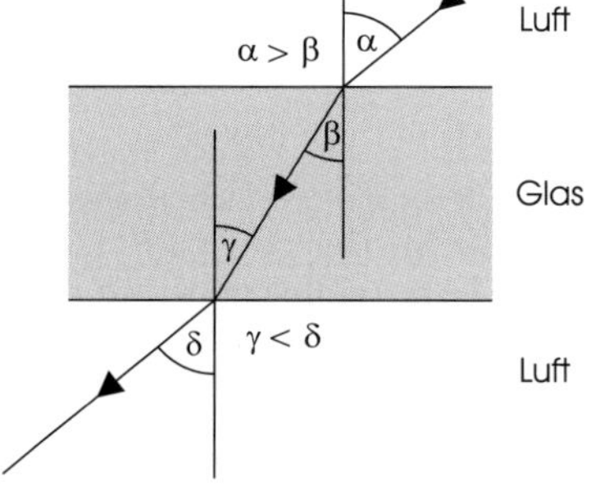

Abb. 56: Lichtbrechung

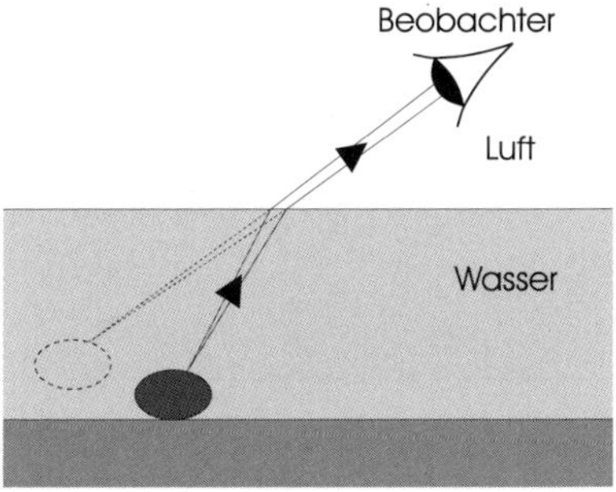

Abb. 57: Scheinbare Lageveränderung durch Lichtbrechung

Brechzahlen für verschiedene optische Medien

Tab. 14: Verschiedene Brechzahlen

Übergang des Lichtes von Luft in	Brechzahl n
Wasser	1,333
Kronglas	1,515
Kanadabalsam	1,515
Flintglas	1,609
Kohlendisulfid	1,629
Diamant	2,416

Die Brechzahl n ist die Maßzahl für die Lichtbrechung von optischen Medien. Sie ergibt sich als Verhältnis der Strecken a und b zueinander (☞ Abb. 58).

Symbol: n Formel: $n = a/b = \sin\alpha/\sin\beta$

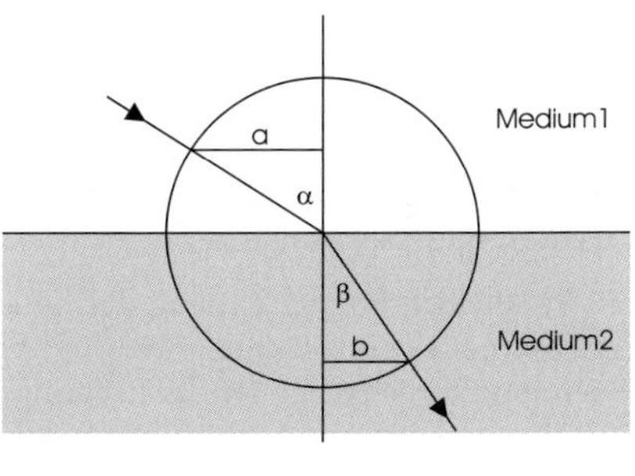

Abb. 58: Brechzahl n als Streckenverhältnis a/b bei der Lichtbrechung

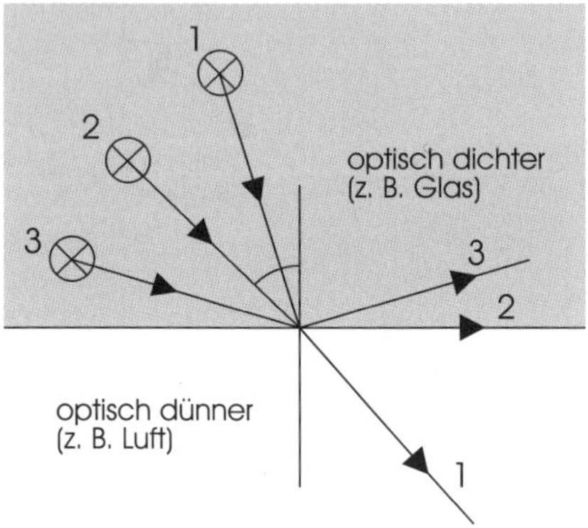

Abb. 59: Totalreflexion beim Übergang optisch dichter – optisch dünner

Totalreflexion

Totalreflexion tritt nur beim Übergang von optisch dichter nach optisch dünner auf. Ab einem bestimmten Einfallswinkel wird der Lichtstrahl nur noch reflektiert und nicht mehr gebrochen. Der Strahl kann das optisch dichtere Medium nicht mehr verlassen (☞ Abb. 59).

6.2 Strahlengang in optischen Linsen

6.2.1 Linsenformen

Konvexe Linsen werden auch *Sammellinsen* genannt.
Konkave Linsen werden auch *Zerstreuungslinsen* genannt (☞ Abb. 60).
Der Strahlengang durch diese Linsenformen wird mit Hilfe des Brechungsgesetzes konstruiert (☞ Abb. 61).

Ein Parallellichtbündel entlang der optischen Achse wird hinter der Sammelinse im so genannten *Brennpunkt* zusammengeführt (Brennpunkt reell). Bei der Zerstreuungslinse ist der Brennpunkt nur als geometrische Konstruktion sichtbar (Brennpunkt virtu-

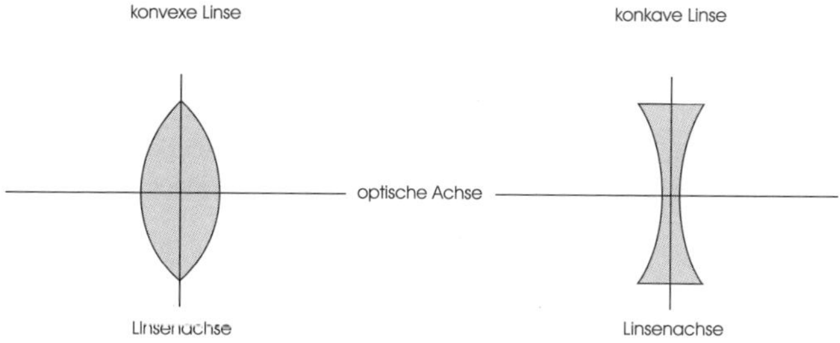

Abb. 60: Linsenformen

ell). Den Abstand des Brennpunktes von der Linse bezeichnet man als *Brennweite* (☞ Abb. 62).

6.2.2 Optische Abbildung mit einer Sammellinse

Bei der Abbildung eines leuchtenden Gegenstandes auf einem Schirm hat das entstehende Bild folgende Eigenschaften:

- es ist höhen- und seitenverkehrt;

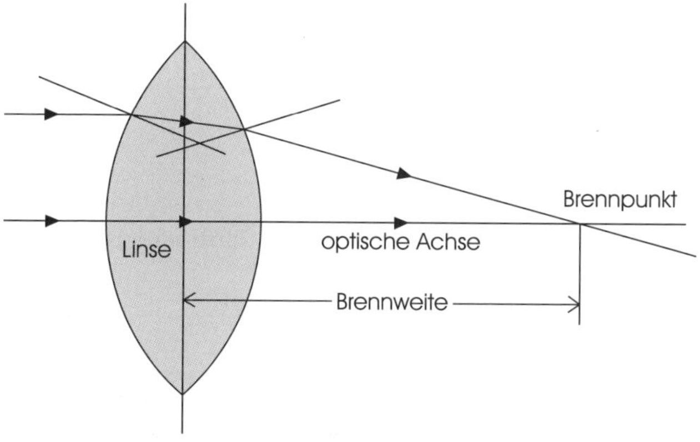

Abb. 61: Konstruktion des Strahlengangs durch eine Sammellinse

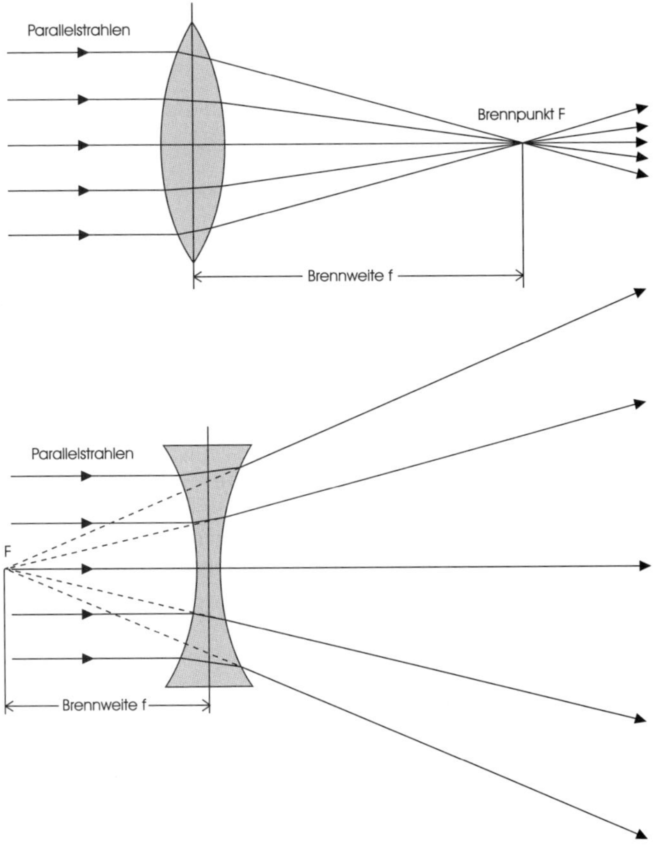

Abb. 62: Strahlengang durch Sammel- und Zerstreuungslinse

- die Bildgröße hängt vom Abstand Linse – Gegenstand sowie von der Brennweite ab;
- und wenn sich Gegenstand oder Bildschirm innerhalb der Brennweite befinden, so ist kein scharfes Bild möglich.

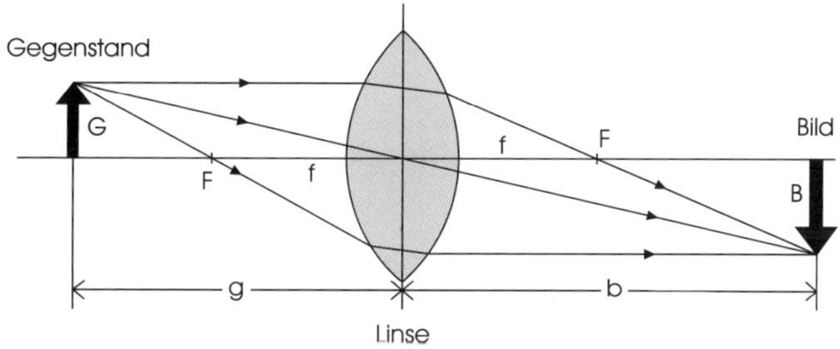

G: Gegenstandsgröße
B: Bildgröße
g: Gegenstandsweite
b: Bildweite
f: Brennweite
F: Brennpunkt

Abb. 63: Konstruktion des reellen Bildes bei der Abbildung mit einer Sammellinse

Das Bild auf dem Bildschirm bezeichnet man auch als reelles Bild. Abb. 63 zeigt die geometrische Konstruktion des Bildes über die optische Achse, Parallelstrahl und Zentralstrahl.

Linsengleichungen der Abbildung

Merke

Die Linsengleichung gibt das Verhältnis der wesentlichen Größen bei der Abbildung wieder.

$$G/B = g/b \text{ oder } 1/f = 1/g + 1/b;$$

G: Gegenstandsgröße
B: Bildgröße
g: Gegenstandsweite
b: Bildweite
f: Brennweite
F: Brennpunkt

Brechkraft einer Linse

Unter der Brechkraft einer Linse versteht man den Kehrwert der Brennweite.

Symbol: D Formel: $D = 1/f$ Einheit: $1/m = 1$ Dioptrie

6.3 Das Sehen mit dem menschlichen Auge

6.3.1 Das Auge als abbildendes System

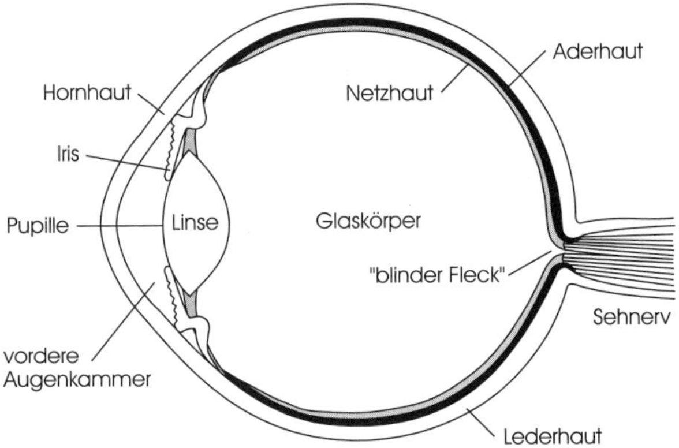

Abb. 64: Anatomie des menschlichen Auges

Das menschliche Auge (☞ Abb. 64) ist ein „optisches System", bei dem Bilder aus der Außenwelt auf die Netzhaut abgebildet werden und dort über lichtempfindliche Nervenzellen in Nervenreize umgewandelt werden. Die komplizierte Brechung des Lichts an den verschiedenen Augenschichten kann in vereinfachter Form durch die Abbildung mit einer Sammellinse wiedergegeben werden (☞ Abb. 65).

Veränderliche Brechkraft/Brennweite der Augenlinse durch veränderliche Krümmung der Linse mittels Zugmuskeln ⇒ Gegenstände in unterschiedlichen Entfernungen können scharf abgebildet werden.

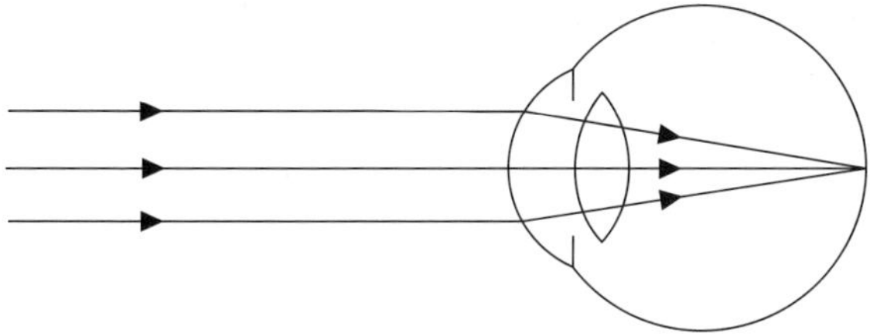

Abb. 65: Vereinfachte Darstellung des gesunden Auges

Krankheiten des „Abbildungssystems" Auge

Kurzsichtigkeit: Bei Kurzsichtigkeit ist entweder die Augenlinse zu stark gekrümmt oder der Augapfel ist zu lang (☞ Abb. 66). Dies hat zur Folge, dass weit entfernte Gegenstände vor der Netzhaut abgebildet werden. Korrigiert wird die Kurzsichtigkeit mit einer Zerstreuungslinse (Brille oder Kontaktlinsen).

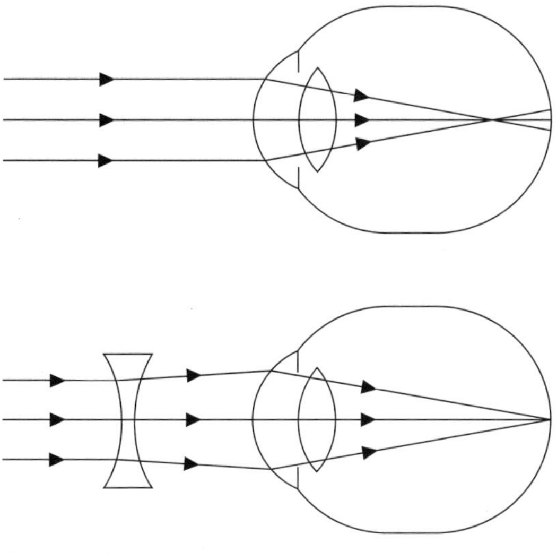

Abb. 66: Kurzsichtigkeit unkorrigiert und korrigiert (schematisch)

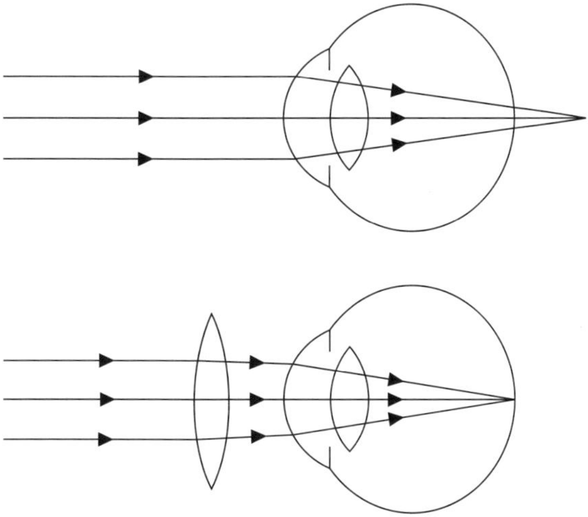

Abb. 67: Weitsichtigkeit unkorrigiert und korrigiert (schematisch)

Weitsichtigkeit: Die Augenlinse ist zu schwach gekrümmt oder der Augapfel ist zu kurz (☞ Abb. 67). Nahe Gegenstände werden hinter der Netzhaut abgebildet. Korrigiert wird die Weitsichtigkeit mit einer Sammellinse (Brille oder Kontaktlinsen).

6.3.2 Das Auge als licht- und farbempfindliches System

Auf der Netzhaut gibt es zwei Typen von Nervenzellen, die Stäbchen und die Zäpfchen.

- *Stäbchen:* Sie dienen zur hell-dunkel Unterscheidung, ihre Anzahl beträgt ca. 120–140 Mio.
- *Zäpfchen:* Sie dienen der Farbunterscheidung, ihre Anzahl beträgt ca. 6–7 Mio. Es gibt drei Arten von Zäpfchen für die drei Farbbereiche blau, gelb und rot.

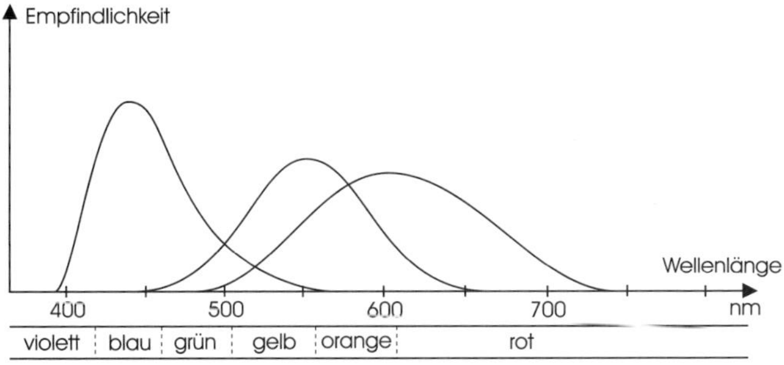

Abb. 68: Farbempfindlichkeit der drei Zäpfchenarten

Die unterschiedliche Anzahl von Zäpfchen und Stäbchen bedingt, dass Hell-Dunkel-Unterschiede bei viel geringeren Lichtintensitäten wahrgenommen werden als Farbunterschiede.

Krankheiten des „farbempfindlichen Systems" Auge

Beispiel
Farbenblindheit
Eine oder auch zwei Zäpfchenarten sind in ihrer Funktion gestört.

6.4 Anwendungen des Lichtes in der Medizin

6.4.1 Endoskopie

Bei der Endoskopie macht man sich die Totalreflexion zunutze, die durch einen Strahlengang in der Glasfaser entsteht (☞ Abb. 69).
An einem Ende eines Glasfaserkabels wird Licht in das Kabel geschickt. Dieses Licht kann aufgrund der Totalreflexion das Kabel nicht mehr verlassen und tritt erst am anderen Ende wieder her-

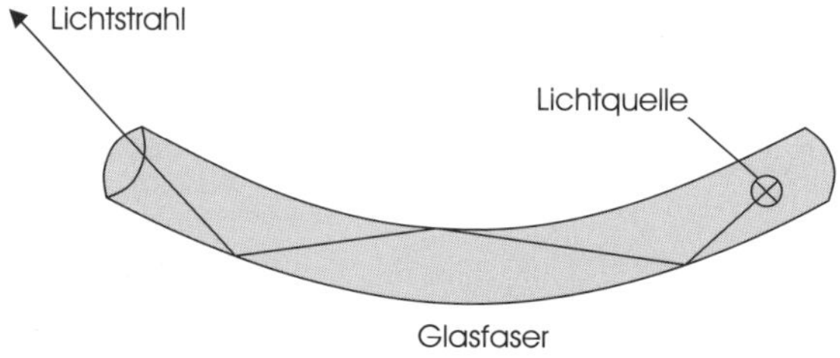

Abb. 69: Totalreflexion in einer Glasfaser

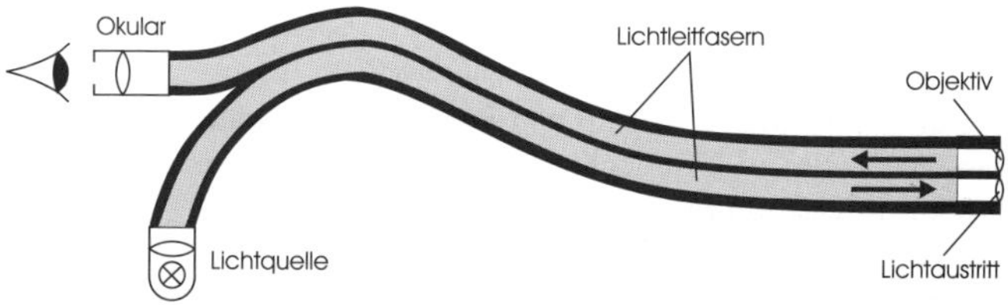

Abb. 70: Lichtwege im Endoskop (schematisch)

aus. So kann das Licht z. B. bei Operationen an schwer zugängliche Stellen geleitet werden (☞ Abb. 70).

6.4.2 Konzentrationsbestimmung einer Lösung

Zur Bestimmung der Konzentration eines Stoffes (z. B. Zucker) in einer Lösung verwendet man *polarisiertes Licht.*
Licht besteht aus transversalen elektromagnetischen Wellen. Das bedeutet, dass bei polarisiertem Licht die Schwingungsrichtung der Wellen auf eine bestimmte Ebene festgelegt ist. Beim Durchgang des polarisierten Lichtes durch bestimmte Stoffe wird diese Schwingungsebene gedreht. Sind diese Stoffe in Lösung, so hängt der Drehwinkel von der Konzentration des Stoffes in der Lösung ab. Über diesen Drehwinkel kann also die Konzentration des Stoffes in einer Lösung bestimmt werden (☞ Abb. 71).

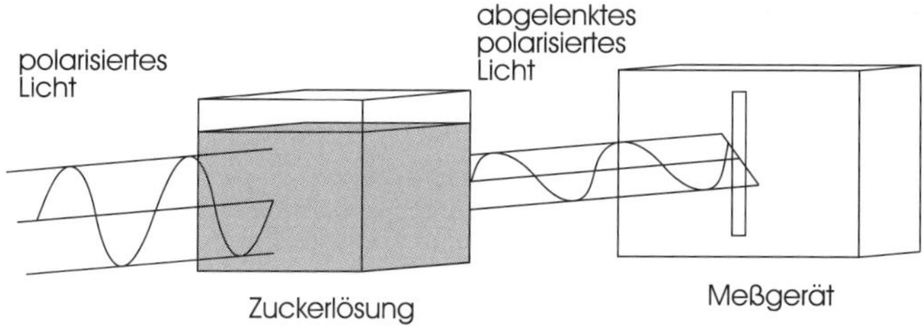

Abb. 71: Konzentrationsbestimmung mit Hilfe von polarisertem Licht

6.4.3 Laser

LASER ist die Abkürzung für „Light Amplifkation by Stimulated Emission of Radiation“ und bedeutet übersetzt: „Lichtverstärkung durch erzwungene Aussendung von Strahlung“.

Zwischen gewöhnlichem und Laserlicht bestehen Unterschiede. Gewöhnliches Licht (z. B. Glühbirne) besteht aus einzelnen kurzen Wellenzügen unterschiedlicher Wellenlänge, die in alle möglichen Richtungen ausgesandt werden. Laserlicht besteht dagegen aus zusammenhängenden Wellenzügen gleicher Wellenlänge (also einfarbig), die in eine bestimmte Richtung ausgesandt werden. Dies führt zu einer hohen Intensität des Lichtbündels (☞ Abb. 72).

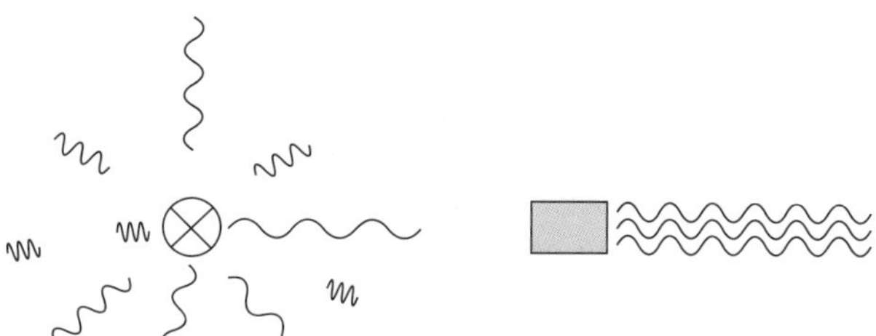

Abb. 72: Gewöhnliches Licht und Laserlicht

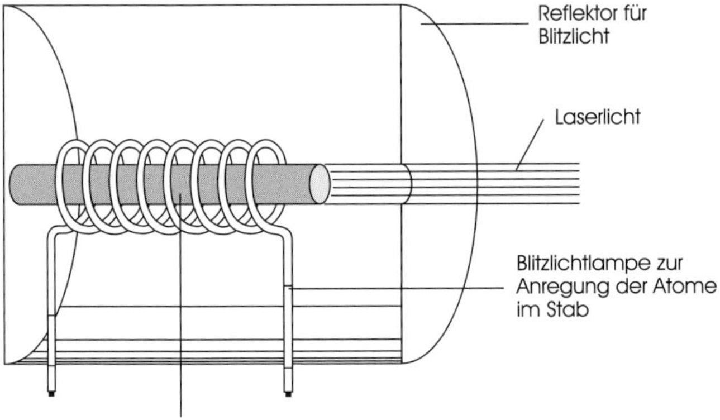

Abb. 73: Festkörperlaser

Die Erzeugung von Laserlicht erfolgt durch die Anregung von Atomen in einem Gas oder einem Kristall (Lasermaterial) durch eine Lichtquelle (z. B. Funkenstrecke). Durch die stabförmige Anordnung des Lasermaterials mit verspiegelten Enden werden die Atome zur nahezu gleichzeitigen Emission ihrer Energien in eine bestimmte Richtung gebracht (☞ Abb. 73).

Beispiel

Die hohe Intensität des Laserlichts und seine punktförmige Konzentration werden in der Medizin zum Durchtrennen von Körpergewebe oder auch zum „Verschweißen" (z. B. bei Netzhautablösung) verwendet. Ein großer Vorteil ist die weitgehende Blutstillung an den Wundrändern.

7 Strahlenkunde

7.1 Grundbegriffe

7.1.1 Was ist Röntgenstrahlung?

Tab. 15 zeigt die Röntgenstrahlen innnerhalb des elektromagnetischen Spektrums.

Tab. 15: Das elektromagnetische Spektrum

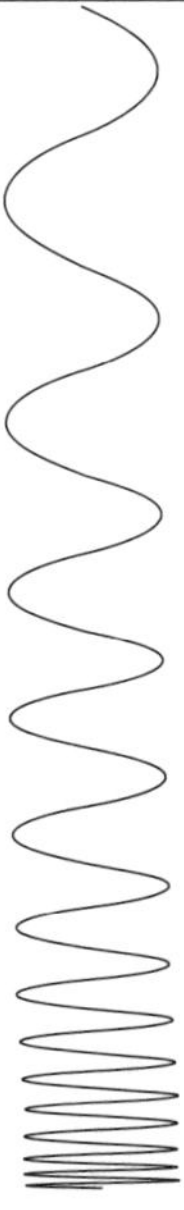

Wellenlänge in m	Strahlenart	medizin. Bedeutung
10^6		
	Langwellen	–
10^3	Mittelwellen	–
	Kurzwellen	Wärmeerzeugung
$10^0 = 1$	Ultrakurzwellen	
	Dezimeterwellen	
10^{-3}	Zentimeterwellen	
	Millimeterwellen	
10^{-6}	Infrarotlicht	Wärmeerzeugung
	sichtbares Licht	Beeinflussung der Psyche
	Ultraviolettlicht	Keimtötung
10^{-9}	Röntgenstrahlen	Diagnostik und Therapie
	Gammastrahlen	
10^{-12}	Beschleunigerstrahlen	Strahlentherapie
	Höhenstrahlen	

Definition

Unter *Röntgenstrahlung* versteht man elektromagnetische Wellen mit sehr hoher Frequenz und kleiner Wellenlänge (10^{-8}–10^{-12} m), die auch feste Körper zu durchdringen vermögen.

7.1.2 Erzeugung von Röntgenstrahlung

Röntgenstrahlen werden in der so genannten Röntgenröhre erzeugt. Diese ist eine nahezu gasleere Glasröhre mit folgendem Aufbau und folgenden Funktionen (☞ Abb. 74):

- Die Kathode (negativer Pol) mit einem ca. 2000°C heißem Wolframfaden setzt Elektronen frei (Glühemission).
- Auf der Strecke zwischen Kathode und Anode werden die Elektronen durch die angelegte Spannung beschleunigt (ca. 10000 bis einige 100000 V).
- Die Elektronen prallen auf die Anode oder auf die Antikathode hinter der Anode und werden stark abgebremst (Brennfleck ⇒ Kühlung!).
- Beim Abbremsen der Elektronen entsteht die Röntgenstrahlung.

Heutige Röntgenröhren verfügen über eine Ausstattung mit Ölfüllung und Drehanode (☞ Abb. 75).

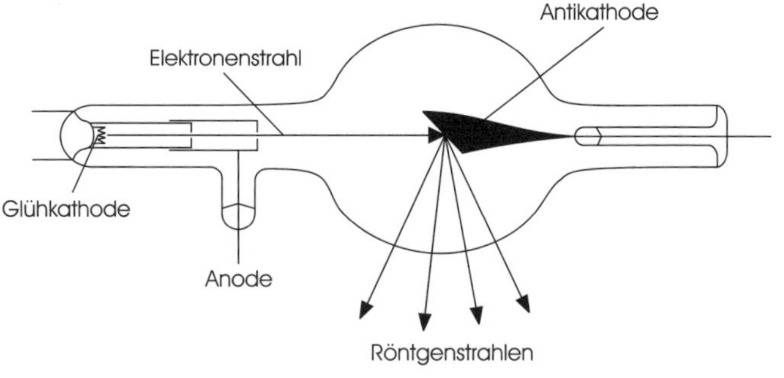

Abb. 74: Röntgenröhre mit hinter der Anode angeordneter Antikathode

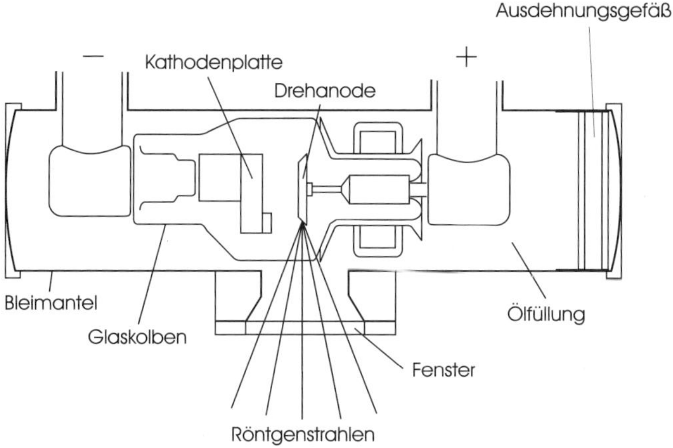

Abb. 75: Röntgenröhre mit Ölfüllung und Drehanode (halbschematische Darstellung)

Während die Drehanode der besseren Wärmeverteilung dient, erfolgt die Wärmeabfuhr über die Ölkühlung. Die Hochspannung wird über den Transformator und den Gleichrichter erzeugt. Aus Strahlenschutzgründen sind Röntgenröhren mit einem Bleimantel umhüllt. Jede Röntgenröhre ist mit einem speziell durchlässigen Fenster für die Röntgenstrahlung versehen.
Bei der Erzeugung von Röntgenstrahlung entstehen zwei Arten von Strahlung, nämlich die sog. charakteristische Strahlung, und die sog. Bremsstrahlung (☞ Abb. 76).

- *Charakteristische Strahlung:* Diese Strahlung verursacht auffällige Spitzen im Röntgenspektrum, die vom Material des Bremskörpers abhängen.
- *Bremsstrahlung:* Diese Strahlung verursacht eine geschwungene Kurve im Röntgenspektrum, die abhängig von der Beschleunigungsspannung ist und ab einer bestimmten Wellenlänge einsetzt.

Unter einem Röntgenspektrum versteht man ein Diagramm, in dem die Intensität der Strahlung über der Wellenlänge aufgetra-

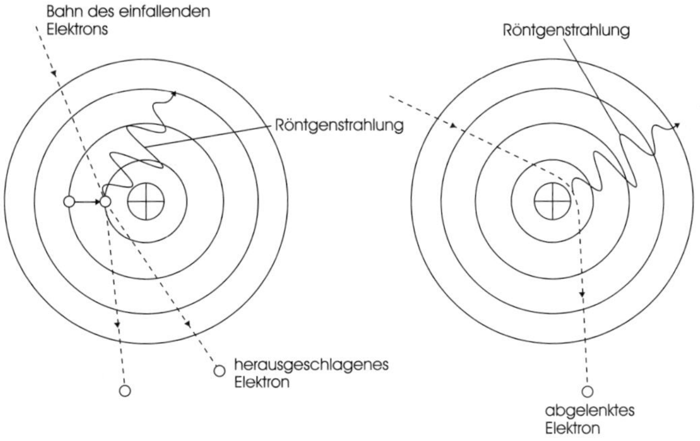

Abb. 76: Röntgenstrahlung, Entstehung; links charakteristische Strahlung, rechts Bremsstrahlung

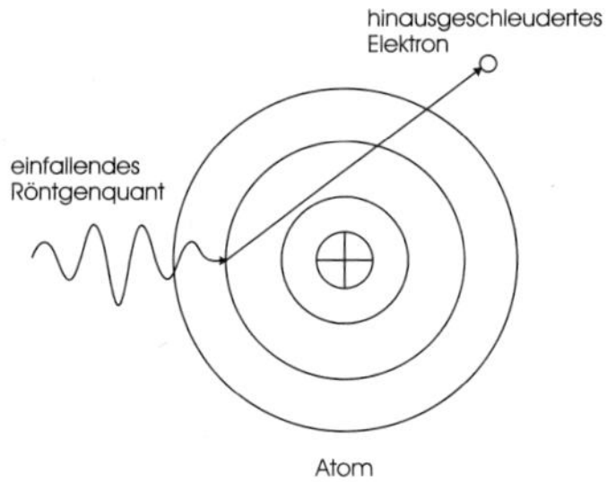

Abb. 77: Absorption

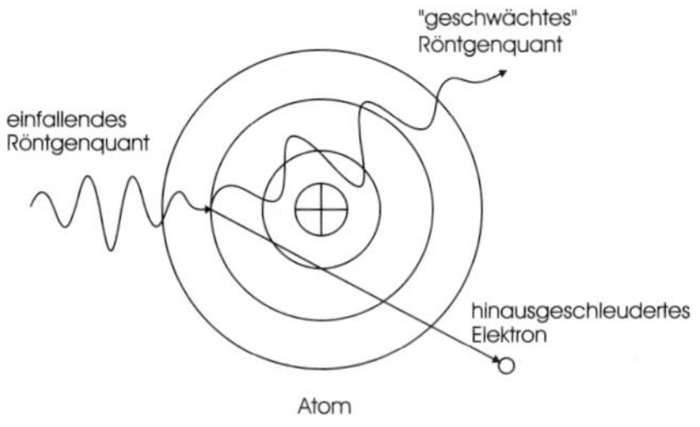

Abb. 78: Comptonstreuung

Abb. 79: Elastische Streuung

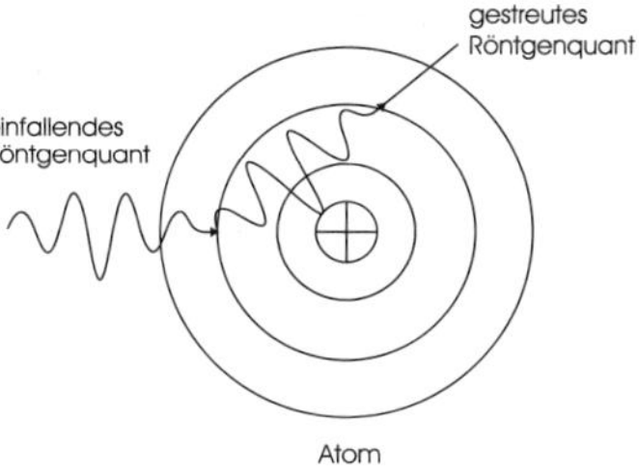

gen ist. Die Beschleunigungsspannung bestimmt die maximal mögliche Energie der Röntgenstrahlung.

7.1.3 Wechselwirkung mit Materie

Röntgenstrahlung kann auf drei Arten mit Materie in Wechselwirkung treten. Es sind dies die Absorption, die Teilabsorption und die elastische Streuung.

- *Absorption:* Die Röntgenstrahlung verschwindet und Elektronen werden aus den Atomen der Materie herausgeschleudert (☞ Abb. 77). Man nennt dies auch Fotoeffekt.
- *Teilabsorption:* Die Röntgenstrahlung wird abgeschwächt und gestreut, Elektronen werden aus den Atomen herausgeschleudert, was auch als Comptonstreuung bezeichnet wird (☞ Abb. 78).
- *Elastische Streuung:* Die Röntgenstrahlung wird nur gestreut, aber nicht abgeschwächt (☞ Abb. 79).

Alle drei Vorgänge sind Wechselwirkungen der Röntgenstrahlung mit der Atomhülle. Die ersten beiden Vorgänge beschreiben die *ionisierende Wirkung* der Röntgenstrahlung.
Die Stärke der Absorption hängt von der Dichte des durchstrahlten Materials ab und von der Kernladungszahl (Ordnungszahl) der beteiligten Atome. Daher absorbiert z. B. Knochen die Strahlung stärker als Muskelgewebe, was für die Röntgendiagnostik von Bedeutung ist (☞ Abb. 80).

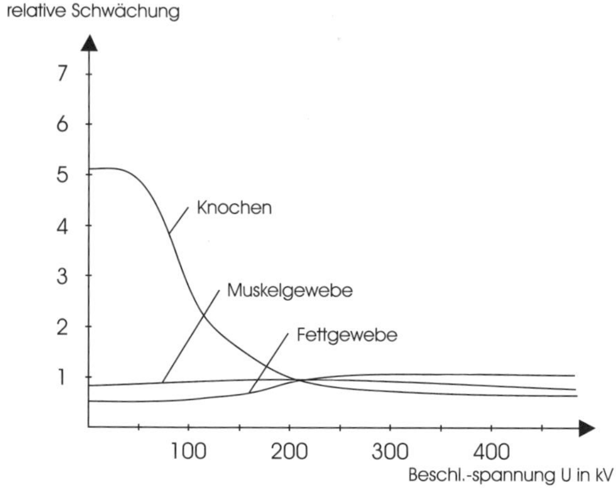

Abb. 80: Schwächung der Röntgenstrahlen durch Fett-, Muskel- und Knochengewebe

7.2 Anwendung in der Medizin

7.2.1 Diagnostik

Röntgenstrahlen werden durch unterschiedliche dichte Gewebe unterschiedlich geschwächt.
Zur Reduzierung der schädlichen Wirkung wird die Röntgenstrahlung vor der Durchstrahlung von Gewebe gefiltert.
Voneinander unterschieden werden müssen die Röntgenaufnahme, die Röntgendurchleuchtung, die Röntgenschichtaufnahme und die Röntgentomografie.

Röntgenaufnahme

Bei der Röntgenaufnahme schwärzt die gewebedurchdringende Röntgenstrahlung einen Film. Auf dem Schattenbild ist die Dichteverteilung im Gewebe dargestellt. Da es sich um ein Bildnegativ handelt, sind die Knochen hell und das Gewebe dunkel abgebildet (☞ Abb. 81).

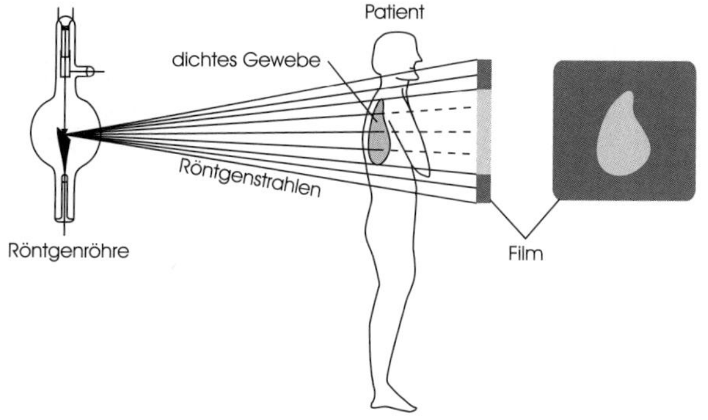

Abb. 81: Röntgenaufnahme

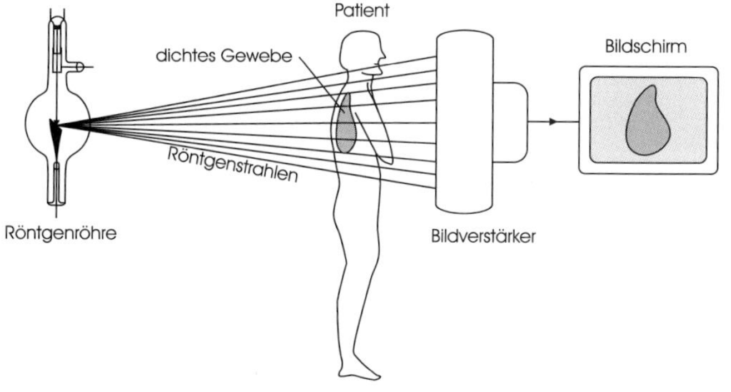

Abb. 82: Röntgendurchleuchtung

Röntgendurchleuchtung

Bei der Röntgendurchleuchtung löst die gewebedurchdringende Röntgenstrahlung auf einer fluoreszierenden Platte Leuchteffekte aus. Man erhält ein Leuchtbild der Dichteverteilung im Gewebe. Im Gegensatz zur Röntgenaufnahme entsteht hier ein Bildpositiv, auf dem die Knochen dunkel und das Gewebe hell sind (☞ Abb. 82).

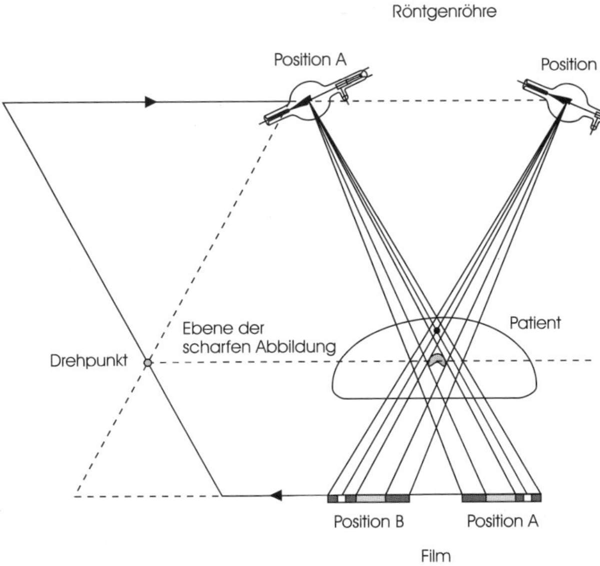

Abb. 83: Röntgenschichtaufnahme

Röntgenschichtaufnahme

Die Röntgenschichtaufnahme bestimmt die Lage oder Tiefe eines dargestellten Bereichs. Da Röntgenröhre und Film um einen gemeinsamen Punkt drehbar und verschiebbar sind, erscheinen nur Objekte einer bestimmten Schnittebene auf dem Film scharf (☞ Abb. 83).

Röntgentomografie mit Computerauswertung

Mittels Röntgentomografie wird ein Körperquerschnitt dargestellt. Der Körperquerschnitt wird mit einem flachen Strahlenfächer in einer Ebene durchstrahlt, während die Röntgenröhre eine kreisförmige Bewegung ausführt. Ein sich mitbewegender Empfänger gibt die erhaltenen Meßwerte an einer Computer weiter, der sie zu einem Schnittbild zusammensetzt (☞ Abb. 84).

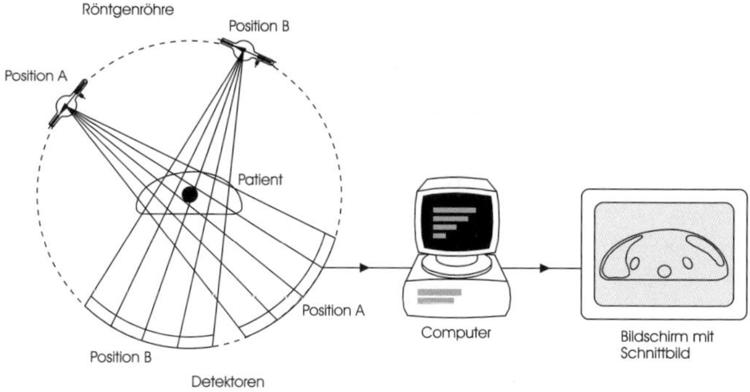

Abb. 84: Röntgentomografie

7.2.2 Therapie

Die gewebezerstörende Wirkung der Röntgenstrahlen, die durch Ionisation im Körpergewebe hervorgerufen wird, wird zur Zerstörung von Tumoren genutzt.

Beispiel
Zur gezielten Zerstörung eines Tumors wird die Röntgenstrahlung bei dem Tumor gebündelt. Die Bündelung erzielt man durch

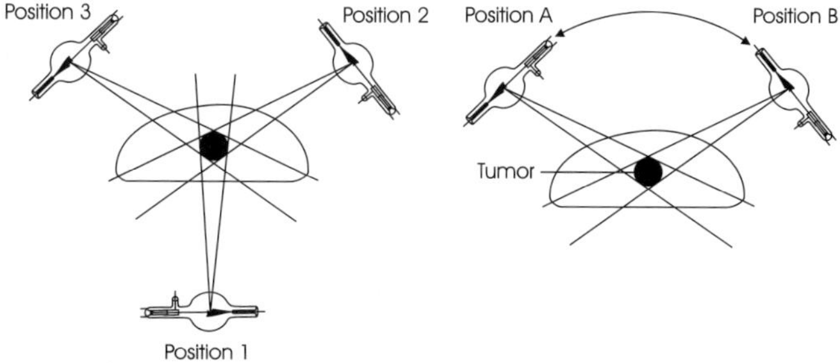

Abb. 85: Röntgenröhrenpositionen zur Tumorbestrahlung

geeignete Positionen der Röntgenröhren. Dabei können mehrere Röntgenröhren mit feststehenden Positionen oder eine bewegliche Röntgenröhre Verwendung finden. Durch die Konzentration der Röntgenstrahlen am Tumor wird das umliegende Gewebe nicht so stark belastet, da wegen der Bündelung die einzelnen Strahlenkegel nicht so intensiv sein müssen (☞ Abb. 85).

8 Übungsaufgaben und Lösungen

8.1 Aufgaben zum medizinischen Rechnen

1. Die Körperoberfläche des Menschen beträgt ca. 170 dm^2. Wieviele m^2 sind das?

2. Die Aorta hat einen Durchmesser von ca. 2,5 cm. Wieviel Liter Blut fasst ein Aortastück von 1 dm Länge?

3. In 2000 g eines Medikaments sind 1248 g Wasser enthalten. Wieviel Gramm Wasser benötigt man zur Zubereitung von 7500 g dieses Mittels?

4. Ein Medikament reicht bei täglich 30 Tropfen 12 Tage lang. Nach Ablauf dieser Zeit verordnet der Arzt die gleiche Gesamtmenge ein zweites Mal, aber nur 18 Tropfen pro Tag. Wie lange reichen die Tropfen jetzt aus?

5. Es sollen 0,01 g Morphium injiziert werden. Es steht eine Morphiumlösung mit 2 % zur Verfügung. Wieviel ml müssen aufgezogen werden?

8.2 Lösungen zum medizinischen Rechnen

1. Umrechnungszahl: 100, Maßzahl: 170 $\Rightarrow$
   $170/100\ m^2 = 1{,}7\ m^2$.

2. Die Aorta wird als senkrecht stehender Zylinder mit dem Durchmesser d und der Höhe h aufgefasst. Berechnung des Zylindervolumens:
   $V = \pi \cdot h\ d^2/4 = \pi \cdot 1\ dm \cdot (0{,}25\ dm)^2/4 = 0{,}049\ dm^2 = 0{,}049\ l =$ 49 ml.

3. Berechnung über den Dreisatz:
   $(1248/2000) \cdot 7500\ g = 4680\ g$.

4. Berechnung über den Dreisatz:
   $(30/18) \cdot 12$ Tage = 20 Tage.

5. Berechnung mit der Prozentformel, Grundwert gesucht:
   $(p\%/100) \cdot G = P$ oder $G = (P/p\%) \cdot 100 = (0{,}01\ g/2) \cdot 100 =$ 0,5 g.
   Dies entspricht 0,5 ml Morphiumlösung (1 g H_2O entspricht 1 ml H_2O).

8.3 Aufgaben zur Mechanik

1. Ein 300 m langer Zug fährt mit einer Geschwindigkeit von 60 km/h über eine 200 m lange Brücke. Wie lange wird die Brücke durch Teile des Zuges belastet?

2. Ein Stein fällt von einem 100 m hohen Turm und erreicht den Boden nach 4,5 s. Mit welcher Geschwindigkeit trifft er am Boden auf?

3. Wie groß ist die Masse von 2 km Kupferdraht mit dem Durchmesser 1,4 mm? (Dichte von Kupfer $\rho = 8{,}9\ g/cm^3$; $\pi = 3{,}14$)

4. Sie heben einen Patienten mit einer Masse von 70 kg 70 cm höher. Wie groß ist die verrichtete Hubarbeit?

5. Für die Größe der verrichteten Arbeit ist es egal, ob Sie den Patientenheber einsetzen oder direkt heben. Warum ist es dennoch von Vorteil für Sie, den Patientenheber einzusetzen?

6. Wie groß ist der Druck auf dem Grund einer 1,5 m hohen Wassersäule ($\rho = 1{,}0\ g/cm^3$)? Welche Rolle spielt die Druckzunahme unter Wasser bei der Behandlung von Patienten mit erkrankten Beinvenen?

7. Nennen und beschreiben Sie das Prinzip zur Messung des zentralen Venendrucks.

8.4 Lösungen zur Mechanik

1. Gegeben: Länge Zug: 300 m, Länge Brücke: 200 m, Geschw. $v = 60$ km/h
   Gesucht: Passierdauer auf der Brücke t
   Ansatz:
   I) Berechnung des Weges s:
   $s = 300\ \text{m} + 200\ \text{m} = 500\ \text{m} = 0{,}5\ \text{km}$
   II) Berechnung der Zeit t:
   $v = s/t$ oder $t = s/v = 0{,}5\ \text{km}/60\ \text{km/h} = 0{,}0083\ \text{h} = 0{,}5\ \text{min}$

2. Gegeben: Fallzeit $t = 4{,}5$ s; Erdbeschleunigung $g = 9{,}81\ \text{m/s}^2$
   Gesucht: Geschwindigkeit v
   Ansatz:
   $a = g = v/t$ oder $v = g \cdot t = 9{,}81\ \text{m/s}^2 \cdot 4{,}5\ \text{s} = 44{,}1\ \text{m/s}$ (158,9 km/h).

3. Gegeben: Kupferdraht: Länge $l = 2\ \text{km} = 2000\ \text{m} = 2{,}0 \cdot 10^5\ \text{cm}$, Durchmesser $d = 1{,}4\ \text{mm} = 0{,}14\ \text{cm}$
   Dichte $\rho = 8{,}9\ \text{g/cm}^3$
   Gesucht: Masse m
   Ansatz:
   I) Berechnung des Volumens V:
   $V = d^2/4 \cdot \pi \cdot l = 0{,}14^2\text{cm}^2/4 \cdot \pi \cdot 2{,}0 \cdot 10^5\ \text{cm} = 3079\ \text{cm}^3$
   II) Berechnung der Masse m:
   $\rho = m/V$ oder $m = \rho \cdot V = 8{,}9\ \text{g/cm}^2 \cdot 3079\ \text{cm}^2 = 27403\ \text{g} = 27{,}4\ \text{kg}$.

4. Gegeben: Masse Patient $m = 70$ kg; Hubhöhe $h = 70\ \text{cm} = 0{,}7\ \text{m}$, Erdbeschl. $g = 9{,}81\ \text{m/s}^2$
   Gesucht: Hubarbeit W_h
   Ansatz:
   Hubarbeit: $W_h = m \cdot g \cdot h = 70\ \text{kg} \cdot 9{,}81\ \text{m/s}^2 \cdot 0{,}7\ \text{m} = 481\ \text{J}$.

5. Das Produkt aus Kraft und Weg (= Arbeit) ist konstant, denn was man an Kraft spart, muss man an Weg zugeben. Beim Patientenheber wird im Vergleich zum direkten Heben der Hubweg über die hydraulische Pumpe verlängert. Um den gleichen

Betrag verringert sich die aufzuwendende Kraft, sodass beim Heben wesentlich weniger Kraft nötig ist.

6. Gegeben: Dichte Wasser: $\rho = 1{,}0\ g/cm^2 = 1{,}0 \cdot 10^6\ g/m^2 = 1000\ kg/m^2$; Höhe der Wassersäule: $h = 1{,}5\ m$
   Gesucht: Druck p auf dem Grund
   Ansatz:
   Druck: $p = \rho \cdot g \cdot h = 1000\ kg/m^2 \cdot 9{,}81\ m/s^2 \cdot 1{,}5\ m = 14715\ kg/m \cdot s^2 = 14715\ N/m^2 = 0{,}15\ bar$.

   Bei erkrankten Beinvenen (Krampfadern) befindet sich zuviel Blut in den Beinen, das durch die mangelnde Funktion der Venen schlecht in den übrigen Körper zurückströmen kann. Steht der Patient in einem gefüllten Wasserbassin entsprechender Tiefe, so werden die Beinvenen durch den zusätzlichen Wasserdruck auf dem Grund zusammengedrückt, sodass der Abtransport des Blutes aus den Beinen erleichtert wird.

7. Die Messung des zentralen Venendrucks erfolgt nach dem Prinzip der kommunizierenden (d. h. verbunden) Röhren (Schlauchwaage). In einem u-förmig gebogenen Schlauch, der mit Wasser gefüllt ist, stehen die Wassersäulen in beiden Hälften gleich hoch. Wird auf eine der beiden Säulen ein zusätzlicher Druck ausgeübt, so steigt die andere Säule soweit an, bis der Gewichtsdruck den äußeren zusätzlichen Druck ausgleicht.
   Die obere Hohlvene wird mit der einen Seite der Schlauchwaage über einen Venenkatheter verbunden. Der Venenkatheter ist mit physiologischer Kochsalzlösung gefüllt. Der Venendruck lässt die Flüssigkeitssäule auf der anderen Seite ansteigen und kann an einer Messkala abgelesen werden.

8.5 Aufgaben zur Wärmelehre

1. Welche physikalische Eigenschaft eines Körpers nutzt man bei der Temperaturmessung mit einem Flüssigkeitsthermometer?

2. Wie ist die Celsius-Skala festgelegt, wie die Kelvin-Skala?

3. Welche Wärmemenge ist erforderlich, um 5 kg Wasser von 15°C auf 65°C zu erwärmen? (c_{wasser} = 4,2 kJ/kg · °C). Warum ist die Verbrühungsgefahr durch heißes Wasser besonders groß?

4. Erklären Sie Wärmeübertragung und Wirkung der übertragenen Wärme am Beispiel der Fangopackung!

5. In einem offenen Glas befindet sich heißer Tee. Wie erfolgt die Abkühlung?

6. Welche Wärmemenge wird gebraucht, um 5 kg Eis von 0°C in Wasser von 0°C umzuwandeln? (s_{Wasser} = 336 kJ/kg). Erklären Sie die Kühlwirkung des Eisbeutels!

7. Der Brennwert von 100 g Schokolade beträgt ca. 550 kcal. Wie lange müsste man joggen, um die Kalorien einer Tafel Schokolade von 100 g wieder „abzuarbeiten", wenn man pro Stunde Joggen ca. 2500 kJ verbraucht?

8. Warum sollte man nach dem Baden nicht die nasse Badehose anbehalten?

9. Was bewirkt die Rettungsfolie?

8.6 Lösungen zur Wärmelehre

1. Festkörper, Flüssigkeiten und Gase vergrößern ihr Volumen bei Erwärmung bzw. verkleinern ihr Volumen bei Abkühlung. Diese Eigenschaft nutzt man bei der Temperaturmessung mit dem Flüssigkeitsthermometer. Die in einem feinen Glasröhrchen eingeschlossene Flüssigkeit dehnt sich aus (steigt) oder zieht sich zusammen (fällt). Wird diese Anordnung mit einer geeigneten Skala versehen, so kann sie zur Temperaturmessung verwendet werden.

2. *Celsius-Skala:*
   Der Schmelzpunkt des Wassers beträgt 0°C, der Siedepunkt des Wassers beträgt 100°C. Zwischen diesen beiden Punkten wird eine Einteilung in 100 gleiche Abschnitte vorgenommen.
   Kelvin-Skala:
   Der absolute Nullpunkt von ca. -273°C liegt bei 0°K. Die Schrittweite ist genauso groß wie bei der Celsius-Skala.

3. Gegeben: $m_{Wasser} = 5$ kg, $T_1 = 15°C$, $T_2 = 65°C$
   Gesucht: aufgenommene Wärmemenge $\Delta Q = Q_2 - Q_1$
   Ansatz:
   $c_{Wasser} = \Delta Q/(m \cdot \Delta T)$ oder $\Delta Q = c_{Wasser} \cdot m \cdot \Delta T = c_{Wasser} \cdot m \cdot (T_2 - T_1)$
   $\Delta Q = 4{,}2(kJ/kg \cdot °C) \cdot 5\ kg \cdot 50°C = 1047\ kJ$
   Wasser besitzt eine hohe spezifische Wärmekapazität, d. h. eine bestimmte Wassermenge mit einer bestimmten Temperatur enthält im Vergleich zu anderen Stoffen eine sehr große Wärmemenge. Größere Wärmemengen werden daher beim Kontakt mit den kühleren Körperteilen auf diese übertragen, was zu starken Verbrühungen führt.

4. Die Fangopackung besteht aus verschiedenartigen pulverförmigen mineralischen oder organischen Substanzen, die mit Wasser zu einer teigartigen Masse vermengt sind. Zur örtlichen Wärmebehandlung wird der Teig in ein Tuch geschlagen und aufgelegt. Dies führt wie bei der gewöhnlichen Wärmfla-

sche zur heilenden Erwärmung eines bestimmten Körperbereichs.
Im Gegensatz zur gewöhnlichen Wärmflasche erfolgt die Wärmeübertragung aber gleichmäßiger, da Stoffe (Wasser, mineralische/organische Substanzen) mit verschiedenen spezifischen Wärmekapazitäten und unterschiedlichen Wärmeleitfähigkeiten miteinander kombiniert werden.

5. Die Abkühlung des Tees erfolgt durch:
   - Abstrahlung von elektromagnetischer Strahlung (Wärmestrahlung),
   - Konvektion (Wärmeströmung) in der umgebenden Luft,
   - Wärmeleitung durch Tasse und Unterlage,
   - Verdunstung des Teewassers.

6. Gegeben: $m_{Eis} = 5$ kg; Übergang von fest nach flüssig; $T_1 = 0°C$; $T_2 = 0°C$
   Gesucht: aufgenommene Wärmemenge ΔQ
   Ansatz:
   aufgenommene Wärmemenge = Schmelzwärme
   $\Delta Q = \Delta Q_s$
   $\Delta Q_s = s_{Wasser} \cdot m_{Wasser} = 336$ (kJ/kg) · 5 kg = 1680 kJ
   Der aufgelegte Eisbeutel bewirkt eine starke lokale Abkühlung des Körpergewebes, da das Eis zum Schmelzen große Wärmemengen (hohe spez. Schmelzwärme!) benötigt.

7. Gegeben: 100 g Schokolade, „Brennwert“ = 550 kcal = 2310 kJ
   Energieumsatz bei 1 h Dauerlauf: $\Delta Q = 2500$ kJ
   Gesucht: Zeitdauer t, um die Energie der Schokolade umzusetzen
   Ansatz:
   Dreisatz: 60 min/2500 kJ = t/2310 kJ oder
   t = (2310 kJ/2500 kJ) · 60 min = 55 min.

8. Das Wasser in der Badehose verdunstet und entzieht dabei der Unterleibsregion Verdampfungswärme (hohe spez. Verdampfungswärme: 2257 kJ pro Liter Wasser!).
   Dies kann zu einer Unterkühlung führen, die eine Harnwegs- oder Unterleibsinfektion nach sich ziehen kann.

9. Die Rettungsfolie ist auf einer Seite mit Aluminiumfolie beschichtet. Diese reflektiert die Wärmestrahlung des darauf liegenden Körpers und verringert damit die Wärmeabgabe durch Strahlung.
   Die Rettungsfolie muss also immer mit der beschichteten Seite nach oben ausgelegt werden.

8.7 Aufgaben zur Akustik

1. Wie weit ist ein Schiff von der Küste entfernt, wenn ein ausgesandtes Unterwasserschallsignal, das am Ufer reflektiert wurde, nach 8 s empfangen wird? ($c_{Meerwasser} = 1425$ m/s)

2. Erklären Sie die Begriffe Frequenz, Resonanz und Dopplereffekt.

3. Was ist das grundlegende Prinzip bei der Ultraschalldiagnostik?

4. Warum kann ein Ultraschallvernebler (Gerät zur Erzeugung feinster Nebeltröpfchen einer Medikamentenlösung) nicht mit gewöhnlichem (hörbaren) Schall betrieben werden?

8.8 Lösungen zur Akustik

1. Gegeben: $c_{wasser} = 1425$ m/s; $t_{Laufzeit} = 8$ s
   Gesucht: Entfernung e
   Ansatz: s = 2 e
   $c = s/t \Rightarrow c_{Wasser} = 2\ e/t_{Laufzeit}$
   $\Rightarrow 2\ e = c_{Wasser} \cdot t_{Laufzeit}$
   $\Rightarrow e = (c_{Wasser} \cdot t_{Laufzeit})/2$
   $\Rightarrow e - (1425\ m/s \cdot 8\ s)/2 = 5700\ m$

2. Unter Frequenz versteht man die Anzahl der Schwingungen pro Sekunde.
   Resonanz bedeutet, dass ein schwingender Körper einen anderen Körper zum Mitschwingen anregt. Die Resonanz ist besonders stark, wenn die Anregung in der Eigenfrequenz des mitschwingenden Körpers erfolgt.
   Der Dopplereffekt ist eine Folge der Relativbewegung zwischen Schallquelle und Beobachter.
   Bewegt sich die Schallquelle vom Beobachter weg, wird die Wellenlänge größer, während die Frequenz kleiner wird. Bewegt sich die Schallquelle zum Beobachter hin, wird die Wellenlänge kleiner, während die Frequenz größer wird.

3. Prinzip Ultraschalldiagnostik:
   Die Grenzschicht zwischen unterschiedlichen Geweben reflektiert teilweise die auftreffenden Schallwellen. Aus der Zeitdifferenz zwischen Aussenden und Empfang der Schallwellen kann bei bekannter Schallgeschwindigkeit die Lage der Grenzschicht ermittelt werden.

4. Für eine optimale Inhalation müssen die Nebeltröpfchen der Medikamentenlösung möglichst klein sein (Größenordnung ca. 1–200 nm oder $1–200 \cdot 10^{-9}$ m). Entsprechend klein muss die Wellenlänge der Schallwelle sein, die die Tröpfchen aus der Medikamentenlösung herauslöst. Hörbarer Schall hat eine Wellenlänge von ca. 20 m–1,7 cm), ist also für die Erzeugung solcher Tröpfchen viel zu grob.

8.9 Aufgaben zur Elektrizitätslehre

1. Wie lange kann eine elektrische Glühbirne mit einer Leistung von 60 W brennen, bis eine Energie von 1 kWh umgesetzt wurde?

2. Skizzieren Sie das elektrische Feld zweier ungleichnamig geladener Metallkugeln.

3. Welcher allgemeine Zusammenhang besteht zwischen elektrischen und magnetischen Feldern?

4. Ein Transformator hat eine Primärspule mit 10 Windungen und eine Sekundärspule mit 200 Windungen. Wie groß ist die Sekundärspannung, wenn an der Primärspule eine Spannung von 80 V liegt und die Sekundärspule offen ist?

5. Nennen Sie Anwendungen des elektrischen Stromes in der
   a) Diagnostik
   b) Therapie.

6. Beschreiben Sie das Herzkammerflimmern und die Funktionsweise des so genannten Defibrillators!

8.10 Lösungen zur Elektrizitätslehre

1. Gegeben: Glühbirne, Leistung: $P_{el} = 60$ W = 0,06 kW, Gesamtenergie: $E_{el} = 1$ kWh
   Gesucht: Zeit t für die Umsetzung der Gesamtenergie
   Ansatz:
   $P_{el} = E_{el}/t$ oder $t = E_{el}/P_{el} = 1$ kWh/0,06 kW = 16,7 h = 1000 min.

2. Elektr. Feld zweier ungleichnamig geladener Metallkugeln:

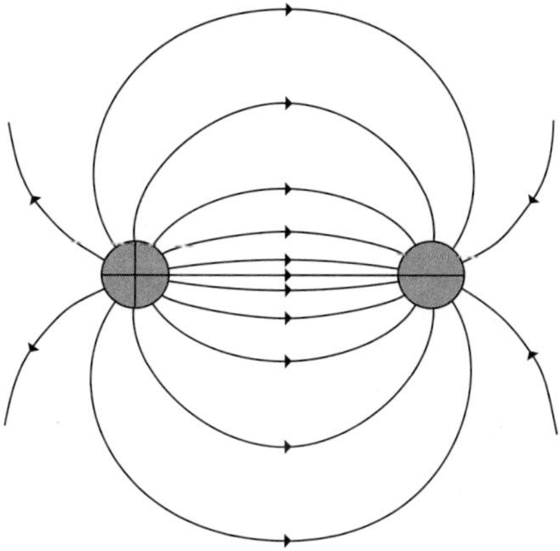

3. Grundgesetz der Elektrizitätslehre:
   Ein sich änderndes elektrisches Feld erzeugt ein Magnetfeld, ein sich änderndes Magnetfeld erzeugt ein elektrisches Feld.

4. Gegeben: Transformator: Primärspule: $n_p = 10$, Sekundärspule: $n_s = 200$, Primärspannung: $U_s = 80$ V
   Sekundärseite offen
   Gesucht: Sekundärspannung U_s
   Ansatz:
   $U_s/U_p = n_s/n_p$ oder $U_s = (n_s/n_p) \cdot U_p = (200/10) \cdot 80\ \text{V} = 1600\ \text{V}$

5. a) Diagnostik:
   - Reizstromdiagnostik
   - Elektrokardiographie (EKG)
   - Elektroenzephalographie (EEG)

   b) Therapie:
   - Reizstromtherapie
   - Elektrochirurgie
   - Herzschrittmacher
   - Wiederbelebung (Defibrillator).

6. Beim Herzkammerflimmern (Fibrillation ≅ Flimmern) befindet sich der Herzmuskel in einem Zustand, in dem durch ständige unkoordinierte Kontraktionen kleinster Muskelgruppen das Herz nicht mehr richtig arbeiten kann. Hierbei unterscheidet man das Vorhofflimmern vom Flimmern der eigentlichen Herzkammern.

   Defibrillator: Die ungeordnete Bewegung der Muskelgruppen wird durch einen geeigneten Stromstoß durchbrochen, wobei der gesamte Herzmuskel zu einer Systole gezwungen wird. Den Stromstoß erzeugt man durch Entladung von elektrischen Kondensatoren über den Körper.

8.11 Aufgaben zur Optik

1. Geben Sie das Brechungsgesetz an (Zeichnung) und beschreiben Sie die Totalreflexion!

2. Beschreiben Sie das Endoskop in seiner optischen Funktion!

3. Auf eine konvexe Linse trifft von links ein Parallellichtbündel entlang der optischen Achse. Zeichnen Sie den Strahlengang!

4. Ein Gegenstand befindet sich in 40 cm Entfernung von der Achse einer Linse, das Bild erscheint scharf in 12 cm Entfernung auf einem Schirm auf der anderen Seite. Berechnen Sie die Brennweite.

5. Bei einer Untersuchung wird Weitsichtigkeit diagnostiziert. Skizzieren Sie den Strahlengang im betroffenen Auge und die Korrektur mit der entsprechenden Linse.

8.12 Lösungen zur Optik

1. Das Brechungsgesetz beschreibt die Richtungsänderung eines Lichtstrahls, wenn er durch verschieden dichte optische Medien läuft (z. B. Luft-Glas-Luft):

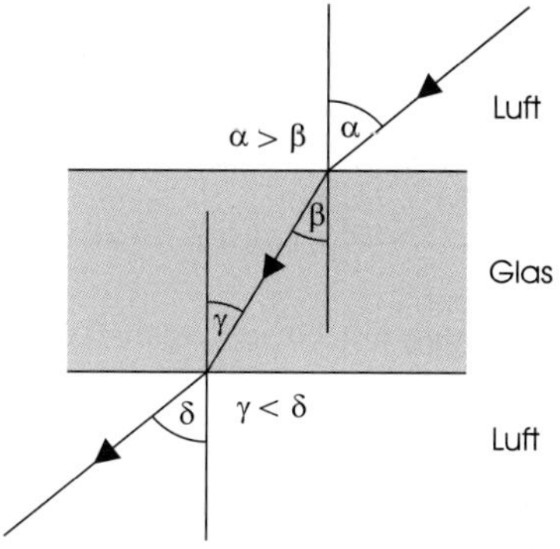

Totalreflexion: Beim Übergang von optisch dichter zu optisch dünner wird ab einem bestimmten Einfallswinkel der Lichtstrahl nur noch reflektiert und nicht mehr gebrochen. Der Strahl kann dann das optisch dichtere Medium nicht mehr verlassen.

2. Beim Endoskop macht man sich die Totalreflexion zunutze. An einem Ende eines Glasfaserkabels wird Licht in das Kabel geschickt. Dieses Licht kann aufgrund des flachen Auftreffens auf die Grenze der Glasfaser das Kabel nicht mehr verlassen und tritt erst am anderen Ende wieder heraus. Dies geschieht unabhängig von der Krümmung der Glasfaser. So kann das Licht, z. B. bei Operationen, an schwer zugängliche Stellen geleitet werden.

3.

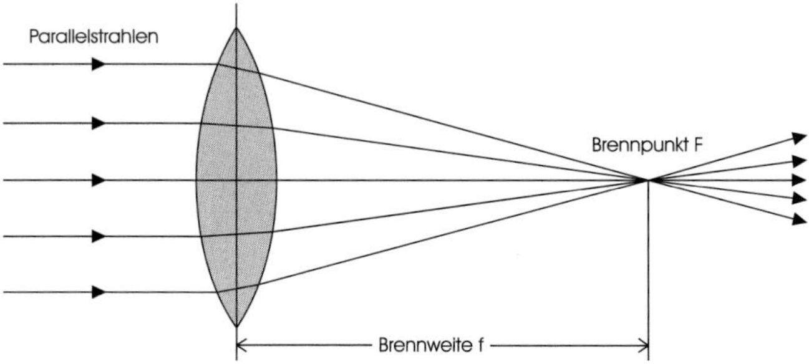

4. Gegeben: Abbildung mit Linse; Gegenstandsweite g = 40 cm, Bildweite b = 12 cm
   Gesucht: Brennweite f
   Ansatz:
   Linsengleichung: $1/f = 1/g + 1/b = 1/40\ cm + 1/12\ cm = 0{,}108\ cm^{-1} \Rightarrow f = 9{,}2\ cm$

5.

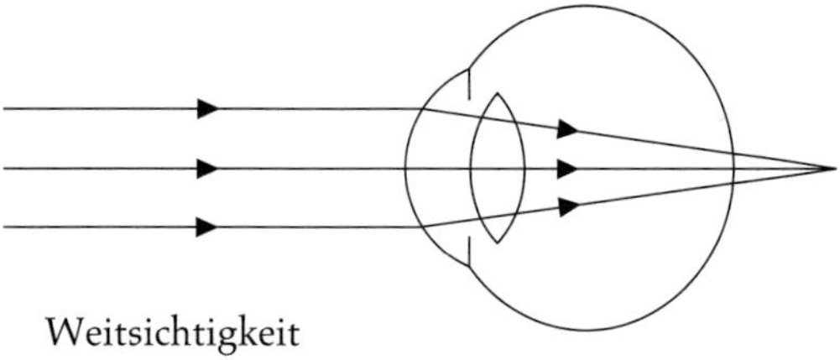

Weitsichtigkeit

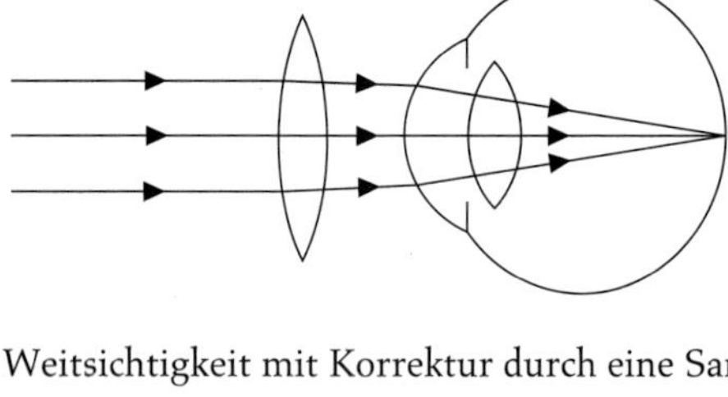

Weitsichtigkeit mit Korrektur durch eine Sammellinse

9 Formelsammlung

9.1 Medizinisches Rechnen

Größe/Gesetz	*Symbol*	*Formel*	*Einheit*
Prozentsatz	p		%
Prozentwert	P		je nach Größe
Grundwert	G	$(p\%/100) \cdot G = P$	je nach Größe

9.2.1 Mechanik/Grundbegriffe

Größe/Gesetz	*Symbol*	*Formel*	*Einheit*
Länge	l oder s		km, m, dm, cm, mm
Fläche	A	Rechteck: $l \cdot b$, Kreis: $r^2 \cdot \pi$	km^2, ha, a, m^2, dm^2, cm^2, mm^2
Volumen	V	Quader: $l \cdot b \cdot h$, Zylinder: $r^2 \cdot \pi \cdot h$	m^3, dm^3, cm^3, mm^3, $1\,l = 1\,dm^3$
Zeit	t		h, min, s
Masse	m		t, kg, g, mg

Dichte	ρ	$\rho = m/V$	kg/dm^3, g/cm^3, t/m^3
Geschwindigkeit	v	$v = s/t$	m/s, cm/s, mm/s, km/h
Beschleunigung	a	$a = v/t$	m/s^2
Erdbeschleunigung/Ortsf.		g	$g = 9{,}81\ m/s^2$
Kraft	F		$kg \cdot m/s^2$, N (Newton)
Grundgesetz/Mechanik		$F = m \cdot a$	
Arbeit	W	$W = F \cdot s$	Nm, J (Joule)
Hubarbeit	W_h	$W_h = m \cdot g \cdot h$	analog Arbeit
Energie	E	analog Arbeit	analog Arbeit
Leistung	P	$P = W/t$	J/s, W (Watt)
Druck	p	$p = F/A$	Pa, bar, mbar, mmHg

9.2.2 Mechanik/Anwendungen

Größe/Gesetz	*Symbol*	*Formel*	*Einheit*
Goldene Regel		$F_g \cdot h = F_s \cdot s$	
Gasgesetz		$p \cdot V = const.$	
Druck in Flüssigkeiten	p_{Fl}	$p_{Fl} = \rho_{Fl} \cdot g \cdot h$	

9.3 Wärmelehre

Größe/Gesetz	*Symbol*	*Formel*	*Einheit*
Wärmemenge (Kalorie)	Q oder W_Q		cal, J; 1 cal = 4,186 J
Temperatur	T		°C,°K
spez. Wärmekapazität	c	$c = \Delta Q/(m \cdot \Delta T)$	kJ/(kg · °K) kcal/(kg · °K)
spez. Schmelzwärme	s	$s = \Delta Q_s/m$	J/g, kJ/kg
spez. Verdampfungswärme	r	$r = \Delta Q_r/m$	J/g, kJ/kg

9.4 Akustik

Größe/Gesetz	*Symbol*	*Formel*	*Einheit*
Frequenz	f	$f = 1/t_{schw}$	$1/s = s^{-1}$
Amplitude	A		je nach schwing. Größe
Wellenlänge	λ		m, nm = 10^{-9} m
Ausbreitungsgeschw.	c	$c = \lambda \cdot f$	m/s

9.5.1 Elektrizitätslehre/Grundbegriffe

Größe/Gesetz	*Symbol*	*Formel*	*Einheit*
elektrische Spannung	U		V (Volt)
elektrischer Strom	I		A (Ampère)
elektrischer Widerstand	R	$R = U/I$	V/A,Ω; 1 V/A = 1 **Ω** (Ohm)
Ohmsches Gesetz		$R = U/I$; $I = U/R$; $U = R \cdot I$	
elektrische Arbeit	W_{el}	$W_{el} = U \cdot I \cdot t$	VAs,Ws, Nm, J; 1 VAs = 1 J
elektrische Leistung	P_{el}	$P_{el} = W_{el}/t = U \cdot I = U^2/R = I^2 \cdot R$	VA, W (Watt); 1 VA = 1 W

9.5.2 Elektrizitätslehre/elektromagnetische Wechselwirkung

Größe/Gesetz	*Symbol*	*Formel*	*Einheit*
Transformatorgesetze		$U_s/U_p = n_s/n_p$ $I_s/I_p = n_p/n_s$ $U_p \cdot I_p = U_s \cdot I_s = P_{el}$	
elektromagnetische Wellen			$c = \lambda \cdot f$; $c = 3{,}0 \cdot 10^8\,m/s$

9.6 Optik

Größe/Gesetz	*Symbol*	*Formel*	*Einheit*
Gegenstandsgröße	G		m, cm oder mm
Bildgröße	B	G/B = g/b oder 1/f = 1/g+1/b	m, cm oder mm
Gegenstandsweite	g	(Linsengleichungen)	m, cm oder mm
Bildweite	b		m, cm oder mm
Brennweite	f		m, cm oder mm
Brennpunkt	F		
Brechkraft	D	D = 1/f	1/m, dptr (Dioptrie)

9.7 Zehnerpotenzen

Die Vorsilben bzw. Abkürzungen vor den physikalischen Einheiten bedeuten folgende Zehnerpotenzen:

G	Giga	10^9	m	Milli	10^{-3}
M	Mega	10^6	µ	Mikro	10^{-6}
k	Kilo	10^3	n	Nano	10^{-9}

Stichwortverzeichnis